KETANG SHANG XUE BU DAO DE

QUWEI KEXUE

课堂上学不到的趣味科学

人体奥秘

RENTI AOMI

• 佳文 编著 •

广西人民出版社

图书在版编目（CIP）数据

人体奥秘 / 佳文编著. —南宁：广西人民出版社，2014.6

（课堂上学不到的趣味科学）

ISBN 978-7-219-08878-4

Ⅰ.①人… Ⅱ.①佳… Ⅲ.①人体–青少年读物 Ⅳ.①R32-49

中国版本图书馆CIP数据核字（2014）第054277号

监　　制　白竹林
责任编辑　周月华
印前制作　麦林书装

出版发行	广西人民出版社
社　　址	广西南宁市桂春路6号
邮　　编	530028
印　　刷	广西大一迪美印刷有限公司
开　　本	875mm×1230mm　1/32
印　　张	6
字　　数	70千字
版　　次	2014年6月　第1版
印　　次	2014年6月　第1次印刷
书　　号	ISBN 978-7-219-08878-4/R·105
定　　价	19.80元

目录 Contents

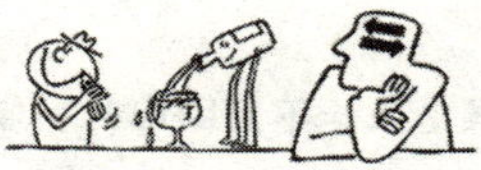

“一夜之间愁白头”真的会发生吗？

在影视作品里，一些人会因为遭遇重大的变故而在一夜之间愁白了头发，这种情况在现实中真的会发生吗？

其实，“一夜之间愁白头”的现象是非常少见的，如果要为这种现象做出解释的话，就是某种外力导致毛囊内的色素细胞短时间内死亡。

科学家发现，人的头发本来就是白色的，之所以会呈现出不同的颜色，是因为头发毛囊根部有色素细胞。这些色素细胞能制造出不同的色素，人的头发因此就会出现不同的颜色。不同人种头发颜色的差异，就在于这些色素细胞的种类不同。而同一人种头发颜色的细微差别，与色素细胞的含量和色素细胞的活跃度有关。人们上了年纪后，色素细胞开始渐渐衰亡，头发就会出现由黑到白这样一个过程。

科学放大镜 头发的弹性和张力怎么样?

头发的弹性是指头发能拉到最长程度的能力，拉长后仍然能恢复其原状。一根头发约可拉长40%至60%，此伸缩率取决于皮质层。头发的张力是指头发拉到极限而不致断裂的力量。一根健康的头发大约可支撑100克至150克的重量。

头皮屑是怎么形成的?

头皮屑是吸附在人头发上的一些小白点，它会使人头皮发痒，还会影响美观。那么，头皮屑是如何形成的呢？其实，真菌是形成头皮屑的根本原因。

人的头皮上有一种被称作马拉色菌的真菌，马拉色菌能引起头皮发病。这种真菌会在头皮上繁殖，繁殖过快的话就会使头皮角质层增生过度，令角质层细胞以白色或灰色鳞屑的形式脱落下来，而脱落下来的鳞屑就是头皮屑。

头皮屑出现时，常常伴有头皮炎症和头皮瘙痒等症状，如果不采取恰当的方法进行针对性的治疗，可能会周期性、复发性或持续性地发生，严重时可导致头皮毛囊损伤，形成永久性脱发。

科学放大镜 怎样预防头皮屑的产生？

头皮屑是由真菌感染引起的，因此，调整生活规律，少吃煎炸、油腻、辛辣等食品可以调节、保护头皮自身平衡，抑制马拉色菌过度繁殖，从而减少头皮屑的产生。另外，真菌都具有一定的传染性，因此做好个人和家庭成员之间的起居卫生，分开使用毛巾、枕巾、梳子等生活用品，也可以在一定程度上起到预防头皮屑产生的作用。

头发是如何染上颜色的？

人们都希望自己看上去漂漂亮亮的，因此很多人喜欢将头发染成不同的颜色，以展现自己的与众不同。

在染头发时，发型师一般会先将含有阿摩尼亚、过氧化物和染料的药膏涂抹在头发上，头发的表面就像鱼的鳞片一般。阿摩尼亚会令头发表面的鳞片张开，使鳞片间产生空隙，这样的话，过氧化物和染料就可以通过鳞片的空隙进入到头发内部。之后，过氧化物会将头发中的黑色素去除，染料分子就能更容易地附着在头发上，以取代黑色素的位置。因此，将头发的黑色素去除，换成其他颜色的过程就是染发。

但染发对身体不利，不能长期使用染发剂。科学实验表明，长时使用染发剂，容易引起人体皮肤过敏。有皮肤外伤或皮肤病的人，更容易吸收染发剂中的化学成分，可导致慢性蓄积中毒。怀有身孕的妇女染发，有可能使胎儿发育畸形。

科学放大镜 头发的本身颜色为何会有不同？

头发的颜色是由基因决定的，一般而言，常见的有黑色、金黄色、棕色及红色等，当人类老化时，头发通常会变成银白色。科学研究证明：头发的颜色与头发毛囊的色素细胞有关，而色素细胞的颜色，与它所含的金属元素有关。黑头发含有等量的铜、铁和黑色素，金黄色头发含有钛，红褐色头发含有钼，红棕色的头发含铜、铁和钴，绿色头发则是含有过多的铜。

为什么有些人天生就是鬈发？

有的人天生是直头发，但有人天生一头鬈发，这是什么原因造成的呢？

其实，人的头发无论是直发还是鬈发，都跟遗传和居住的环境有关。遗传和环境的差异性，造成了头发的差异。

人头发的颜色和形状都是天生遗传的。有些人的发丝剖面为圆形，所以看上去就很直，而有的人发丝剖面为椭圆形，看上去就显得卷曲。无论是圆形还是椭圆形，除了受到遗传的影响，也受到生活环境的影响。在非洲地区，因为高温炎热，那里的人们头发多为鬈发，鬈发利于散热和通风。尤其是居住在赤道附近的黑人，他们几乎都长有小鬈发。

科学放大镜 头发能长多长？

在正常情况下，头发每日生长约 0.3 毫米，一年约长 13.8 厘米。阳光照射能加速头发生长。每根头发的寿命一般为 2 至 4 年，最长的可达 6 年。如果连续 50 年不理发，头发可长至 6 米以上。据说，印度有一个僧侣院的院长，他的头发竟长至 7.9 米，是世界上头发最长的人。

“鬼剃头”是怎么回事？

有些人身体健康，没有什么疾病，但睡了一觉醒过来后，发现头发突然掉了一大片，掉头发的地方很光很亮，十分奇怪。以前迷信的说法，管这种现象叫“鬼剃头”，认为是做了坏事的人，晚上被鬼剃了头。

迷信的说法当然不可信，那么，头发短时间内大片脱落是怎么回事呢？研究人员发现，“鬼剃头”其实是一种病，它的学名叫“斑秃”。

引起斑秃的原因很多，大部分与神经、精神因素有关。有些人因外科手术或外伤造成神经伤害，令神经营养发生障碍导致严重脱发；还有些人因烦闷、忧虑、精神过于兴奋或紧张，使大脑皮层受到过度刺激，导致头发生长出现异常，进而引起头发脱落。通常情况下，等身体恢复了健康，新的头发是会再长出来的。

科学放大镜 怎样使头发长得快？

用洗发水洗头时，可以选用两种不同牌子的洗发水交替使用。要保持头发的清洁，经常梳头发。头发可以尝试倒着梳，这样对头皮的血液循环和头发生长有帮助。另外，经常按摩头部，保持充足的睡眠，也可以促进头发的生长。

为什么眉毛没有在进化过程中消失？

人类经过了漫长的进化过程才变成今天的样子，人身体的每一个部位对于人类来说都是有用处的。例如，因为要进行正常的生活，人身上原本长长的毛渐渐地进化成了细小的汗毛；人类掌握了直立行走的本领，尾巴也渐渐地消失了；而黑人之所以会长得那么黑，是为了适应赤道地区强烈的太阳照射，黑色能将大量的紫外线挡在人体外。

那么，我们身上的眉毛为什么没有在进化的过程中消失呢？它又有什么用呢？

其实，眉毛是眼睛的一道保护屏障，它长在眼睛的上方，可以挡住汗水和雨水，防止其流入眼睛而刺激眼睛，此外眉毛还可以阻挡眼睛上方飘落下来的灰尘和杂质。另外，眉毛还具有美容和突出表情的作用，在表达情感时，眉毛也是心理活动的一个反映渠道。

科学放大镜 有异物进了眼睛怎么办?

1. 有异物进了眼睛里，千万不要用手乱揉，以防将异物揉进眼睛的深层中，或是加重了异物对眼睛的伤害。

2. 可试着睁开眼睛咳嗽几下，有时候震动可将眼里异物弄出来。

3. 将手洗干净，用大拇指和食指将眼皮轻轻掀起，让别人帮忙，朝着有异物的地方吹气。

4. 将眼药水滴入眼中，或是用眼泪或其他干净的液体将异物冲洗出来。

为什么人眯起眼看东西会感觉更清晰?

视力不好的人，在看远处的物体时，常会将眼睛眯起来，感觉这样看东西更清晰，这是为什么呢?

其实，人的眼睛里有水晶体，水晶体就像照相机里的镜头一样，使光线在通过它后，在视网膜上形成影像。

视力差的人，其视网膜上的影像不能清晰地呈现，所以看东西才会模糊。但如果将眼睛眯起来，就可以阻挡多余的光线，同时，还能稍微地调整光线反射角度，这样的话，看物体会更清晰一些。事实上，眼镜也具有类似眯眼睛的功能。

但眯起眼睛看东西只是暂时的做法，并不能使视力恢复，要想提高视力，还需要到医院接受治疗。

科学放大镜 怎样预防近视眼？

平时注意营养，多吃新鲜蔬菜，不要偏食；看书或看报时，眼睛与书面保持30厘米、45度角的距离，并避免长时间近距离用眼；避免在光线不足或光线强烈的地方看书，看书时光源应均匀地由背后或左斜方投射过来；保证充足睡眠及进行户外活动，时常远望绿色植物；每天做3至4次眼保健操；不要长时间看电视、玩电脑、玩手机，眼睛与荧光屏保持适当距离；定期作视力检查，发现问题及时治疗。

人一直不眨眼的话会怎么样？

眨眼是人的本能反应，正常人都会不由自主地眨眼，其实，眨眼对人体是有好处的。有的人由于面部神经麻痹而不能眨眼，因此眼球干燥、疼痛，是很难受的，这时就要用手帮助使眼睛闭上或睁开。

人在眨眼时，泪腺开口处受到压力会流出眼泪，眼泪均匀地湿润角膜、结膜，使眼球保持在湿润的状态。此外，眨眼还可以将眼里的脏东西挤到眼角，起到清洁眼球的作用。眨眼还可以防止飞虫、沙尘进眼睛。

当人长时间看电视或看书时，眼睛就会产生疲劳感，此时眨几下眼睛，可以缓解疲劳，让眼睛舒服一些。这是因为我们在眨眼时，光线被中断，虽然时间很短，但眼睛也得到了休息的时间。

需要注意的是，有些人很喜欢眨眼，过度眨眼会加重眼睛的疲劳程度，严重的会影响视力。

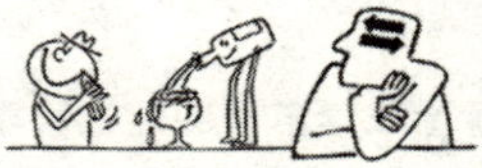

科学放大镜 近距离用眼时应注意什么？

近距离用眼时的姿势是影响近视眼发生率的重要因素。乘车、躺在床上，或伏案歪头阅读等不良习惯，都会增加眼球的负担，应尽量避免。近距离用眼时，最好处于静止状态，坐姿要端正，书本放在距眼30厘米左右的地方。看电视时，应保持与屏幕对角线6至8倍距离。

人眼可以分辨出多少种颜色？

如果一个人经过了专业的训练，能分辨出同色系的约250种颜色，而混合的颜色可以分辨出17000种左右。

人可以分辨出这么多种颜色的原因在于，人的眼睛里有视网膜，视网膜上有两种特殊的感光细胞，它们是杆状细胞和锥状细胞。杆状细胞能分辨出物体的明暗，锥状细胞能够分辨出物体的形状和颜色。其中锥状细胞又可分为三类，它们分别能对绿光、红光、蓝光产生反应。因为其他的颜色都是由这三种颜色按照不同的比例混合而成的，所以人的眼睛可以分辨出很多种颜色。

需要指出的是，人的眼睛是不能分辨出所有的颜色的，因为锥状细胞并不能将所有光线的波长都吸收，所以世界上有些颜色我们是看不到的。

科学放大镜 色盲和色弱是怎么回事？

色盲即先天性色觉障碍，它不能分辨自然光谱中的各种颜色或某种颜色。

色弱是指对颜色的辨别能力差。色弱的人，虽然能看到正常人所看到的颜色，但辨认颜色的能力迟缓或很差，在光线较暗时，有的几乎和色盲差不多，或表现为色觉疲劳。

色盲和色弱的界限一般不易严格区分。

为什么闭上眼睛仍然能感觉到太阳光？

眼睛是人体最薄弱的部位，医学家发现，人的眼部皮肤厚度仅为面部皮肤厚度的 1/4。也正因为人的眼皮薄，就算我们闭上了眼睛，也不能将光线全部挡在眼外。特别是在阳光强烈的地方，闭上眼睛之后，眼皮也能感觉到太阳的光线。

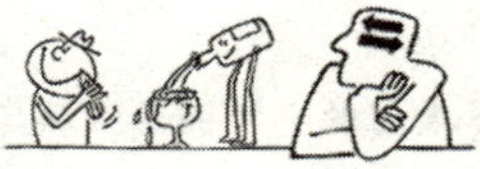

眼皮和耳朵的皮肤差不多，都非常薄，这些部位分布着如细丝般的毛细血管。如果让你身边的人闭上眼睛，你可以在灯光下观察到这些毛细血管的存在。当眼皮里的血管被阳光照射时，即使闭上了眼睛，还是能看到红红的一团。当然，如果人体内的血液是蓝色，那么当我们闭上眼睛朝向太阳时，就会看到蓝色的一团了。

科学放大镜 单眼皮和双眼皮与性格有关？

科学家研究后发现，单眼皮或双眼皮与一个人以右脑为主或是以左脑为主有关。也就是说，双眼皮的人，其性格和行为特征是以右脑为主，这类人一般都比较感性。而单眼皮的人，其性格和行为特征以左脑为主，这类人一般都比较理性。

人的眼皮为什么有时会不由自主地跳？

俗语说：“左眼跳财，右眼跳灾。”其实这一说法并不科学。但有时我们的眼皮确实会不由自主地跳动，这是为什么呢？

人的眼皮又称眼睑，眼睑里有两种肌肉：眼轮匝肌和提上睑肌。眼轮匝肌收缩时，眼睑会合上；提上睑肌收缩时，眼睑会睁开。正是这两种肌肉的不断收缩和放松，才使人的眼睛能够睁开和闭合。当受到某些因素的刺激时，眼轮匝肌和提上睑肌会过度兴奋，反复收缩，甚至会出现痉挛和颤抖，这时人会感到眼皮在不由自主地跳动，无法控制。

生活中引起眼皮跳动的原因，通常包括过度劳累、紧张、眼睛本身的疾病或用眼不当，以及外伤等，这些因素可以刺激眼部神经，导致眼轮匝肌和提上睑肌过度收缩，引起眼皮跳动。

如果是偶发的眼皮跳，可以通过休息、保持情绪稳定和适当的按摩来缓解症状。但眼皮频繁跳动的话，就应当到神经内科检查确诊，以对症治疗。同时，也应当进行脑电图检查，以排除大脑局部刺激性病灶。如果是慢性结膜炎引发的眼皮跳，可以使用消炎药物治疗，如果是屈光不正导致的眼皮跳动，则应当进行视力矫正以缓解症状。

科学放大镜 视觉成像是怎么回事？

视觉成像是物体的反射光通过晶状体折射成像于视网膜上，再由视觉神经感知传给大脑，这样人就看到了物体。对于正常人的眼睛，当物体离眼睛远时，晶状体变薄，当物体靠近眼睛时，晶状体变厚。而近视眼是由于人眼的晶状体肿大，对光折射能力强，只能看得清近物。远视眼则是由于人眼的晶状体变薄，对光折射能力弱，只能看得清远物。

眼泪为什么是咸的？

当我们流眼泪时，如果眼泪流到嘴里，会发现眼泪是咸的，这是为什么呢？

科学家用微量分析的方法，发现在人的眼泪中，99%是水分，1%是固体，而这固体一半以上是盐，所以眼泪的味道是咸的。

我们在吃饭时会摄入盐分，盐被身体吸收后，分散到了身体的各个部位，因此人的血液、体液和组织液里都含有盐。

泪水中不仅含有盐，还含有能够溶解细菌的酶，这种酶对眼睛有杀菌和轻微消毒的作用。另外，眼泪中还含有一种令人精神抑郁的蛋白质，哭泣可以将这种蛋白质排出体外，对人的身体有益。如果你遇到了无法解决的难题，不要太难为自己，实在承受不了的时候就大哭一场。但要注意，哭得太久会有损记忆力和注意力，甚至降低免疫力，要“见好就收”，哭泣的时间最好不要超过 15 分钟。

科学放大镜 眼泪有什么作用？

每个人的眼睛里都有制造眼泪的“小工厂”，人们给它取名叫“泪腺”。每天，泪腺不停地制造着眼泪。那么，眼泪究竟有什么作用呢？

一是冲洗和稀释作用。眼睛里进入灰尘或异物时，眼泪就会大量从泪腺分泌出来冲洗掉它们，以保护角膜和结膜不受损伤。二是润滑作用。泪液在角膜表面形成一层平滑的液体薄膜，使眼球表面保持湿润，使眼球转动灵活自如。三是杀菌作用。眼泪中含有溶菌酶，它能够破坏细菌的胞壁，使细菌溶解死亡。另外，泪液中还含有乳铁蛋白和免疫球蛋白等，都具有抗菌和抑菌作用。

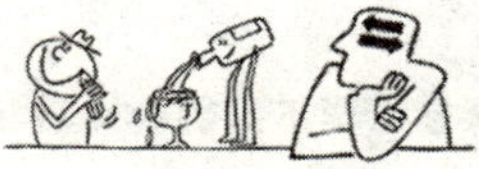

为什么新生儿哭时没有眼泪？

人的眼眶上方有泪腺，当我们在眨眼的时候，泪腺会自动地分泌出适量眼泪，以保持眼球的湿润，让眼睛充满活力。从此可以看出，眼泪并不一定要在感情发生强烈变化时才会流出，眼泪是一种对眼睛具有保护作用的液体。

眼泪透明无色，为弱碱性，它的大部分成分是水，此外还有少量无机盐、蛋白质和溶菌酶等，这些东西可以将眼球表面死去的细胞冲洗干净，而眼泪中的抗菌成分可以消灭有害细菌，对眼睛实施保护。

令人感到不解的是，新生儿就算哭得再厉害，也不流眼泪，其中的原因跟婴儿的神经系统未发育完全有关。新生儿的神经系统还处在完善阶段，并没有发育完全，所以泪腺还不能有效地接受到外部的刺激，因此新生儿都只是“干打雷，不下雨”。

科学放大镜 哭有利于健康吗?

人们常说“男儿有泪不轻弹”，但其实适当的哭是有利于心理健康的。哭是人类的一种本能情绪，从心理学角度来说，人的情绪受到外界刺激，然后作用于内心，接着就会出现情感的自然表达。哭并不代表一个人脆弱，爱哭的人在关键时刻意志力更为坚定。从生理角度来说，泪腺的分泌能保证细胞进行正常的新陈代谢，减少形成肿瘤的可能性。

你有第三只眼睛吗?

中国古典名著《西游记》中，二郎神有第三只眼睛，它长在额头上，具有很大的威力。虽然这是艺术作品中的夸张和升华，但在实际生活中，普通人也有第三只眼睛存在，只不过它已经退化了，埋藏在了人的大脑中。

人的第三只眼睛叫松果体，它位于丘脑上部。松果体对阳光非常敏感，它通过神经纤维与眼睛相连。虽然人的这第三只眼不像正常的眼睛可以看到外面五彩缤纷的世界，但它还是可以感受到光的存在并作出反应的。

当天气晴朗时，人脑内的松果体分泌的褪黑激素会减少，人的情绪会变好，精力更加充沛。如果是连续的阴雨天，松果体分泌的褪黑激素会增多，人的情绪就会低落，感到不舒服。

科学家经试验研究发现，人的松果体的功能会随着时间的推移而发生改变，但在人的一生中，它一直起着积极的作用。

科学放大镜 松果体和“生物钟”有关？

松果体是人体“生物钟”的调控中心。由于褪黑激素的分泌受光照和黑暗的调节，因此，松果体通过褪黑激素的昼夜分泌周期，向中枢神经系统发放“时间信号”，进而引发若干与时间或年龄有关的“生物钟”现象。

眼珠为什么有不同的颜色？

人的眼珠颜色有黑色、蓝色、绿色、灰色等多种颜色，但这些颜色都不是眼珠本来的颜色。

人的眼珠上有层虹膜，它里面有很多色素细胞，这些色素细胞中黑色素的含量决定了虹膜颜色的深浅。色素细胞中黑色素的含量越多，虹膜的颜色就越深，眼珠的颜色也就越黑；色素细胞中含黑色素越少，虹膜的颜色就越浅，眼珠的颜色就越浅。

原本眼珠就只有一种颜色，差别只在于深浅不同，但因为浅色的虹膜会映衬出其下血管的颜色，所以这种“调色”出来的效果会使眼珠看上去呈现浅蓝色或绿色。白种人不同颜色的眼珠就是这样产生的。

白种人比黄种人和黑种人更容易得白内障，这是因为虹膜中的黑色素会在强光下保护人的眼睛，而强光照射是人得白内障的主要原因，浅色眼睛对光更为敏感，所以白种人更容易得白内障。

眼珠的颜色会影响人视觉反应的敏锐性，比如，拥有浅颜色眼珠的人在高尔夫球、保龄球等项目中常常能取得良好成绩，而深色眼珠的人在拳击、乒乓球等需要快速反应的运动中表现更好。

科学放大镜 虹膜能辨别人的身份吗？

人类眼睛的虹膜与手指纹一样，是独一无二的。因此，英国剑桥大学的约翰·多曼博士发明了虹膜身份测定技术。使用此技术非常方便，扫描过程只需约1分钟。目前，英美等国家已经开始把这种身份确认技术用于银行提款机。只要在提款机上安装虹膜测定相机，银行便能瞬间确认使用者的身份，保证使用者的密码无法被窃取。

人的两只眼睛为什么只能看到一个物体？

我们可以做个试验，在你面前的桌上放一个水杯，闭上任何一只眼睛分别都能看到桌上的那个水杯。这证明人的每只眼睛都可以在大脑中成像。可为什么人的两只眼睛都睁开时，不会在大脑中形成两个杯子的影像呢？

我们用两只眼睛看东西，视野会比用一只眼睛时扩大1.5倍。用两只眼睛看东西，看到的影像是立体的。人生活在一个三维立体空间，一只眼睛看东西，无法看到三维立体的客观世界，看到的只是一个无深度、无立体感的二维平面像。当用双眼看某一个物体时，因为位置和角度的差异，会产生微小的相位差，即视差。这些信息经过大脑的处理后，就可以将看到的东西形成一个单一的、具有深度和立体感的像了。

那些离我们很远的物体，当我们用眼睛看它们时，因为两眼的视线几乎是平行的，所以很难判断出物体到我们的距离，也不会产生立体感。比如，在晚上我们仰望星空时，会觉得天上的星星都在同一平面内，分不清远近。

如果人只有一只眼睛能看东西，在生活中会有很多不便，比如我们在穿针时，看上去已经将线穿进了针孔中，但其实线只是在针孔旁边，并没有穿进去。

科学放大镜 人的两个眼珠为什么不能分别转动?

当我们在转动眼睛时，会发现两个眼球始终保持在同一个方向，不能分别转动，这是因为人的两个眼球上分别有 6 条眼外肌，这些眼外肌对眼球的转动起支配作用，而它们又受到同一个神经元的调控，包括动眼神经、滑车神经和外展神经。所以，当我们的眼睛看向一个方向时，两个眼球会同时转动，转到同一方向，不会出现一个往左、一个往右的情况。

当眼睛感到疲倦时，是眼球累了吗？

当人长时间对着电脑或书本时，就会感觉到眼睛很疲倦，那么，眼睛感到疲倦是因为眼球累了吗？

答案是否定的，眼睛感到疲倦并不是眼球累了，而是睫状肌累了。负责调解眼球水晶体的睫状肌，处在水晶体的上下侧。我们在用眼睛盯着电脑显示器或书本时，通常距离都在 30 厘米左右，此距离内对焦，睫状肌就要收缩，只有这样，水晶体才会令焦点距离接近对焦。

工作中如果长时间地面对电脑，睫状肌会长时间处于收缩状态，眼睛自然就会感到疲倦，这个时候我们最好将眼睛闭起来休息一会儿，或是眺望远处，让睫状肌得到舒缓放松，消除眼部的疲劳和紧张。

除此之外，人们在全神贯注盯着电脑屏幕时，眼睛眨眼次数会减少，因此会造成眼泪分泌相应减少，同时闪烁的荧光屏强烈刺激眼睛，从而导致眼睛疲劳。这种情况下，滴具有缓解眼睛疲劳作用的眼药水能够帮助缓解眼睛疲劳，让眼睛湿润。

科学放大镜 滴眼药水有什么注意事项?

1. 滴眼药水时，眼药水瓶口距眼球应保持3厘米左右的安全距离。过近时，瓶口易接触睫毛或眼睑，造成药物污染。更重要的是，要防止瓶口擦伤、划伤角膜，避免对眼睛造成伤害。

2. 滴眼药水时，眼睛应向上看，用手指拉开眼睑，于眼内角或眼外角将眼药水滴入结膜囊中，每次1至2滴。切忌将眼药水直接滴在眼角膜上，以免刺激角膜后产生反射性闭眼，致使药液溢出。滴好后将眼睛闭起来，过段时间后，再轻压眼内角，避免眼药水由鼻泪管流入咽喉，刺激肠胃。

3. 眼药水开封后要尽快使用，就算保存得再好，如果使用时间超过了三个月仍然有剩余，还是要将其丢弃。

为什么有的人耳朵会动?

大部分人的耳朵都是固定的，无法动弹，只有少数人的耳朵会微微扇动，这是为什么呢?

其实，人和动物一样，耳后有一块动耳肌，动耳肌在神经支配下可以活动。只不过有的人动耳肌退化了，耳朵就不会动了；而有的人动耳肌没退化，所以耳朵会动。事实上，只有很少一部分人动耳肌没退化。

生物学上证明，耳朵会动是天生的，是大脑皮层发达的表现。耳朵会动的人脑神经更有力，往往有更强的意志力与洞察能力。

科学放大镜 耳道发痒怎么办？

耳道发痒，是因为耳道内经常产生耳屎，医学上叫做耵聍，是耳道内腺体的分泌物。很多人在耳道发痒时习惯用掏耳勺、火柴棒、发卡、手指甲等掏耳朵，其实这样做容易破坏耳道内的皮肤，引起耳道发炎。正确的做法是：用小棉签或用牙签、火柴棒裹上一层棉花，蘸点75%医用酒精或白酒，轻擦几下外耳道，即可解痒。

经常掏耳朵是好习惯吗？

人的耳道非常狭小且弯曲，一个人用肉眼很难看清另一个人的耳朵内部到底什么样。耳道发痒时，我们习惯用棉签或挖耳勺来挖耳朵，感觉既解痒，又舒服。但如果随便拿手边的坚硬物体来挖耳朵，是非常危险的事情。因为我们的耳膜相当薄，很容易受到伤害，若掏伤耳朵，严重的会影响听力。

外耳道的周围有很多的皮脂腺，这些皮脂腺能分泌出脂肪，脂肪有黏性能吸住细菌与灰尘，这些脏东西最后就会形成耳屎。耳屎虽然也是脏东西，但是它们却可以阻止灰尘进入耳朵内部，对人体具有保护作用，所以经常掏耳朵并不是好习惯。

人的耳屎并不是一样的，有的人皮脂腺分泌的脂肪较少，他们的耳屎大都比较干燥；有些人皮脂腺分泌的脂肪较多，其耳屎就会呈现黏糊状。亚洲人的耳屎大部分是干燥的，呈碎屑状，欧洲人和非洲人的耳屎大部分是潮湿的。

科学放大镜 挖耳勺知多少？

挖耳勺，也叫掏耳勺，是一种清除耳屎的小工具。其多为竹制或金属制，也有塑料、象牙、金银一类贵金属和玉石制品。挖耳勺主要分为以下几种：勺型、线圈型、圆盘形和发光型。其中勺型是最常见的类型，一般勺部长约3毫米；而线圈型则是由多个小且弯曲的半螺旋线构成的，但这种耳勺不适合掏湿性耳垢；发光型其本身为反光材质或带有光源，这样有助于看清耳道内部。

为什么鼻子在没有受到外力的撞击时也会突然流血？

有些人的鼻子虽没有遭到外力的撞击或挤压，但有时仍然会无征兆地突然流出血来，这是什么原因呢？

人类的鼻腔内部有很多的毛细血管，它们十分脆弱。当天气变得干燥时，人们鼻腔内部的黏膜就会变干并结痂，特别是当我们在挖鼻孔时，更容易损坏鼻腔里的毛细血管，导致鼻子出血。

此外，中医认为人体燥热或肺气较热时，鼻子也很容易流血。

科学放大镜　大象用鼻子吸水会被呛到吗？

大象的鼻子可谓是动物中鼻子最长的，成年象的鼻子能长到 3 米左右。大象在喝水时，直接将鼻子插进河水中，将水吸上来直接送入肚中。人们担心大象这样喝水会呛到，其实不用担心。因为在大象鼻腔后面、食道的上方，有一块起“阀门”作用的软骨，大象在吸水时，这个“阀门”会自动关闭，水可以顺利地进入食道而不会进入气管。等大象喝够了水，这个“阀门”又会自动打开，大象就能进行正常的呼吸了。

人流鼻血时是否应该把头仰起来？

鼻腔中有很多的毛细血管，它们很脆弱，当身体不适或是用力挖鼻孔时，就容易造成毛细血管破裂，使鼻子流血。很多人认为在鼻子出血时要马上将头仰起来，这样能止血。但事实上，这种做法是不正确的。

仰头止鼻血容易使鼻血流到咽喉部，咽喉部的血液有可能会被吞咽入食道和肠胃中，容易引起人体不适感或呕吐。如果鼻子出血量较多，血液还有可能被吸入气管及肺部，堵住了呼吸道，造成危险。

止住鼻血的正确方法为：将脸前倾，用纸巾或脱脂棉将流血的鼻孔堵住，过一会儿，流鼻血的情况就会停止。此外，还可以用冷水或冰块敷在鼻梁处，或用手指捏住鼻梁，这样可以减缓流鼻血的速度，等过一段时间血就能止住。

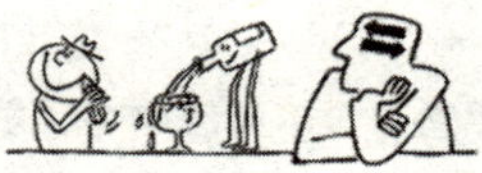

科学放大镜 鼻腔怎样调节吸入空气的温度？

鼻腔黏膜的血管十分丰富，具有收缩和扩张功能，而且能随着体内外环境的改变而进行自我调节。当外界冷空气进入鼻腔时，小血管里的血液就会增多，流动也会加快，这样，就能把进入鼻腔的冷空气调节到和体温相似的温度。

人的鼻子是如何分辨香味与臭味的？

将一碗臭豆腐和一碗糖醋肉放到你的面前，即使将你的眼睛蒙住，你也能马上分辨出来。我们正是通过鼻子来分辨味道的，那么，鼻子到底是怎么分辨味道的呢？

人的鼻腔内最上部，有一层淡黄色的膜，这层膜里分布着众多的嗅觉细胞。当有气味的东西进入人的鼻腔后，气味中的小颗粒会随着上旋的气流接触到嗅觉细胞。嗅觉细胞在接收到味道的刺激后，会将气味的信息传递给神经系统，这些信息最终会到达大脑，由大脑分辨出气味到底是怎样的。

有时，我们会处在一个很臭的环境中，但待了很长时间之后，便闻不到臭味了。这是因为嗅觉细胞在受到刺激后会将气味通过神经传递给大脑，但如果人一直闻同一种气味，这部分神经就会一直处在紧张兴奋状态，时间久了就会疲劳和损害，大脑为了保护神经，就会抑制它的活动，让其休息，所以我们就闻不出臭味了。

科学放大镜 鼻塞是怎么回事?

鼻塞是耳鼻喉科常见的症状之一，凡是影响到鼻腔的呼吸通道的宽狭的病变都能引起鼻塞。有时由于鼻塞症状轻微，痛苦不大，很容易就被人们忽视了。殊不知，有些鼻病，特别是鼻炎，如不及时治疗，会导致严重的后果。

人的鼻屎是怎么形成的?

人体鼻孔中会有一些污垢存在，它们就是鼻屎。有人说，人在呼吸时会将空气中的灰尘等吸进鼻腔，鼻腔内部的鼻毛将这些灰尘阻挡在了鼻腔里，随着时间的推移，这些灰尘慢慢就变成了鼻屎。其实，鼻屎的形成另有原因。

人的鼻腔中布满了黏膜组织，这些黏膜组织会分泌出液体来保护和湿润我们的鼻子。当空气进入鼻腔后，空气中的灰尘等杂质被鼻腔后中的液体所包裹住，慢慢地，它们会逐渐干燥和凝固，最终形成鼻屎。

我们在清洁鼻屎时要注意，千万不要过于用力，否则很容易将鼻腔内部弄破，引起出血。

科学放大镜 看鼻子能判断一个人是否健康吗？

中医里有“上诊于鼻，下验于腹”的说法，可见在面部望诊中鼻的价值很大。鼻子位于面部正中，根部主心肺，周围候六腑，下部应生殖。所以，鼻子及四周的皮肤色泽能反映五脏六腑的疾病，通过鼻子可以观察出一个人身体的健康状况。

人为什么会打喷嚏？

几乎所有人都会打喷嚏，但喷嚏究竟是怎么产生的呢？有人说是感冒时，病毒进入了人体内，对鼻子附近的神经造成了伤害，使人感到不舒服，所以会打喷嚏。但事实并不是这样的。

因为人类鼻子里的黏膜上，分布着非常多的敏感神经，当有异物（如细菌、灰尘、花粉等）进入鼻腔后，人鼻子内的神经会受到刺激，位于鼻黏膜上的三叉神经便会向作用于肺部的呼吸肌肉发出指令，猛烈地排出空气以将异物驱除出去。

打喷嚏是机体从鼻道排除刺激物或外来物的一种方式。如感冒时打喷嚏，是帮助清洁鼻部；在患有过敏性鼻炎或花粉症时打喷嚏，是为了帮助鼻道排出过敏物。

科学放大镜 怎样缓解干燥性鼻炎的症状？

1. 取金银花、菊花、藿香适量，用水煎煮，留药汁加入适量水放入加湿器中，门窗关闭后，将加湿器打开，可以湿润屋内空气，对人体也具有清热解毒的作用。

2. 加湿器中放入稀释过的双黄连口服液或其他清热解毒口服液。

3. 加湿器的水中滴入风油精，利用蒸汽来熏鼻子，能起到清热、通窍、滋润的作用。

人打喷嚏时为什么要闭着眼睛？

当有异物进入鼻子中时，人就会通过打喷嚏的方式将异物排出体外，而人在打喷嚏时，会产生很大的压力，喷出的气流甚至会达到 150 千米/小时的速度。闭眼睛打喷嚏是人为了保护眼睛而采取的本能反应，是人在长期进化过程中保留下来的。

一方面，人在打喷嚏时要用很大的力气将气体排出体外，而肺部、口腔、鼻腔里都有很大的压力，不只是膈肌和肋间肌要突然收缩，颈部、面部和额部的肌肉也会紧张起来，此时支配闭眼的眼轮匝肌也会收缩，因为它与面部肌肉同受面神经的支配，于是人就会不由自主地闭上眼睛。

另一方面，人在打喷嚏时神经系统要高度集中，这样才能完成打喷嚏的一整套动作，将眼睛闭起来，可以免受外界的干扰。有时我们想要打喷嚏，因为周围的人和自己说话而打不出喷嚏，那种感觉是很难受的。

如果我们睁眼打喷嚏，瞬间产生的压力很有可能严重损害人的泪腺导管，甚至会使人的视神经受到严重损害。

科学放大镜 喷嚏憋住不打出来会怎么样?

如果想要打喷嚏，但是憋住不打，可能会把黏液向后压入中耳或鼻窦，并引起感染。在极端的情况下，憋住喷嚏不打出来，还有可能由于空气负压而使耳膜破裂。因此，千万不要憋住喷嚏不打出来。

人的口腔为什么会自动分泌唾液?

正常情况下，我们的口腔中总是有唾液，这些唾液是从哪里来的?为什么人会自动分泌唾液呢?

人的口腔内，有许多大小不一的唾液腺，小的唾液腺分布在口腔的黏膜里，而大的唾液腺分布在腮部和舌头下面等处。这些唾液腺会在大脑的指挥下，每天自动地分泌唾液。唾液可以润滑人的口腔，方便人吞咽食物和说话，此外，唾液还具有杀菌和清洁口腔的作用。

为什么当我们想到酸的食物时，口腔中就会分泌出大量的唾液呢?这是因为大脑具有记忆功能，它能记住我们所吃过的食物的味道，而酸的味道最能刺激唾液腺。

当我们想到酸的食物，大脑会产生条件反射，对唾液腺下达命令，唾液腺受到刺激后，就会分泌大量的唾液了。

科学放大镜 燕窝是如何形成的？

燕窝是金丝燕及多种同属燕类用唾液与绒羽等混合凝结所筑成的巢窝，形似元宝，主要产于我国南海诸岛及东南亚各国。燕窝因采集时间不同可分为三种：白燕——古代曾列为贡品，故又称宫燕；毛燕；血燕。

人竟然有两副牙齿？

看到这个标题，或许你会吓一跳，但事实上人真的有两副牙齿。人的第一副牙齿是乳牙，虽然在新生儿的嘴里很难看到乳牙，但它确实是存在的。乳牙隐藏在牙龈中，过了一段时间之后才慢慢地显现出来。

等孩子长到七八岁的时候，乳牙就会因失去作用而被新的恒牙所替换掉。乳牙共有 20 颗，与恒牙比较而言，乳牙小而且不耐磨。既然这样，人为什么不直接长出恒牙，而要先长出乳牙呢？

原因在于，人的牙床骨需要一个发育过程。人在婴幼儿时期，牙床骨很小，那个时候如果长出了恒牙，是没有办法在牙床骨上安稳地立住的。人成年之后，牙床骨长大了，可以适应恒牙的生长，如果这个时候仍然是乳牙，牙床骨无法被填满，就不能发挥牙齿咀嚼的功能。

科学放大镜 如何缓解牙疼？

牙疼不是病，疼起来却要人命，下面就为大家介绍几种迅速缓解牙疼的方法：将少量的牙膏涂抹在疼痛的牙齿上，一般情况下，几分钟之后，疼痛的现象就能得到缓解；将生姜洗净去皮后切成片，然后用有痛感的牙咬住姜片，几分钟后疼痛感会得到缓解；将适量的食用盐加入装有温水的杯中，将盐水混合物搅匀，在饭后和睡觉前用这种盐水漱口，每次漱口时间控制在2分钟左右，这样做可以缓解牙齿疼痛。

总之，我们平时要爱护、保护牙齿，做到早晚刷牙，这样才能远离牙疼的困扰。

牙齿脱落会降低人的记忆力吗？

科学家发现，人的记忆力竟与牙齿有关。研究表明，失去牙齿的人，其记忆力会随之减退，这些人会想不起曾经某个时候做过什么，甚至会忘记刚刚去过的地方。一位牙科医生这样说道：“人的牙齿不仅具有咀嚼食物和促进消化的功能，它们还能维持大脑的正常运转。”

科学家在做过大量的研究和实验后发现，人的牙齿脱落原因的不同，对人的记忆力的影响也不一样。若牙齿是自然松动脱落的，对记忆力的影响较小；如果是因为外力导致牙齿突然脱落，就会对记忆力产生很大的影响。

科学家用小白鼠和猴子做实验得知，记忆容量的大小与牙齿数量存在关系，当科学家将实验动物的牙齿拔下后，其通往大脑的神经会受到伤害，拔下的牙齿越多，受到的伤害越大，甚至会对大脑造成无法弥补的损伤。

科学放大镜　人有多少颗牙齿?

人的一生总共有两副牙齿：乳牙和恒牙。

乳牙是人的第一副牙齿，共 20 颗。从出生后 6 个月左右开始萌出，到 3 岁时基本长齐。

恒牙是人的第二副牙齿，共 32 颗。从 6 岁左右乳牙开始逐渐脱落，恒牙开始萌出，取代乳牙，除了智齿外，其余的 28 颗一般在 12 岁左右就全部萌出。智齿萌出的时间较晚，在 20 岁左右萌出，有的人终生不萌出或部分萌出（全部共 4 颗）。恒牙是人的最后一副牙齿，恒牙脱落后，脱落的部位将不再有牙齿萌生了。

智齿有什么用吗?

智齿又被称为第三磨牙，俗称智慧齿、立事牙。智齿是人类最后长出的恒牙，位于上下左右牙弓的最后方。因为智齿长出时人大多在 20 岁左右，在人的生理、心理接近成熟时长出，所以智齿也被看做是“智慧来临”的象征。

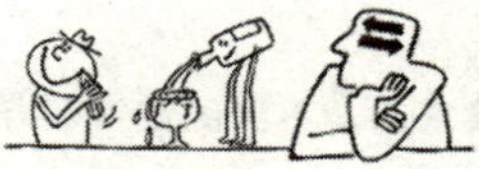

从医学角度来说，智齿是人类进化的必然结果，但我们在长智齿的时候，通常会很疼，而且智齿很容易长歪，看起来它似乎是多余的，那么，智齿有什么用处吗？

古时候，人类没有了智齿就相当于失去了生命力。在古代，智齿可以帮助人们咀嚼坚硬的食物。随着时间的发展，人们吃的东西越来越软，咀嚼功能慢慢地退化，下颌渐渐变小，智齿生长的空间不足，于是现在就变成可有可无的牙齿了。

科学放大镜 智齿一定要拔除吗？

由于智齿生长的位置特殊，容易产生蛀牙，引起牙龈炎、牙周炎等疾病，大多数人在长出智齿后都会选择拔除。但是，也不是所有的智齿都需要拔除，下面几种情况可以考虑保留：智齿生长的位置正确，并与对颌牙建立良好的咬合关系；第二磨牙已缺失或因病损无法保留时，智齿可保留作为修复的基牙，避免游离端缺失；智齿完全埋伏于骨内，与邻牙无相通，无压迫神经引起神经疼痛症状。

人为什么会长蛀牙？

人体中最坚硬的部分就是牙齿，它比人体结实的大腿骨还要硬上很多倍。说是牙齿硬，其实准确地说，应该是牙齿表面的那层牙釉质最硬。牙釉质是层十分坚硬的白色半透明物质，它能保护牙齿不遭受外界的损害。如果缺少了牙釉质，人的牙齿就无法咬碎坚硬的东西，如坚果外壳等。但就算我们有了无比强悍的牙釉质，也要提防另一个威胁的存在，那就是细菌。

口腔内潮湿又黑暗的环境，利于细菌的生长。人们吃过东西后，会在口腔内留下食物的残渣，这些食物残渣能让细菌存活下去。有些食物会被细菌分解成乳酸，乳酸虽不起眼，但它却能将牙釉质轻松地破坏掉。如果不注意口腔卫生，牙齿表面的那层保护层就会被逐渐地腐蚀掉，以致形成蛀牙。

因此，我们在吃完东西后，最好能漱口刷牙，早晚刷牙是必须的，千万不能因为贪睡或没时间而不刷牙。只有平时注意口腔保健和卫生，才能让我们的牙齿保持健康。

科学放大镜 怎样护理牙齿？

要想拥有健康且漂亮的牙齿，就要多吃含钙丰富的食物。平时在护理牙齿的时候可以注意以下几个方面：牙膏的选择要慎重；保健牙刷和电动牙刷交替着使用；最好做到每天早、中、晚刷三次牙，每次至少刷三分钟；适当使用牙线来清洁牙缝间的食物残渣。

人磨牙是因为肚子里有虫子吗？

有的人睡觉时会磨牙，人们说这是因为人的肚子里有虫子，是一种病。事实真的是这样吗？

其实磨牙并不是得了什么病，它就像人们说梦话一样，只是一种现象。很长时间以来，人们都认为夜间磨牙是因为肚子里有蛔虫。蛔虫在夜间的活动确实会刺激肠道的迷走神经，继而引发磨牙现象的发生，但蛔虫并不是造成磨牙的唯一原因。

事实上，磨牙是通过咀嚼肌的持续收缩来完成的。引起管理咀嚼肌的三叉神经进入兴奋的原因有很多，如白天与人发生口角、遭到别人训斥、在入睡前看了恐怖的电影等，这些都会使大脑皮层在入睡后仍然处于兴奋状态，继而促使咀嚼肌在夜间运动，于是就出现了磨牙的现象。

科学放大镜 怎样预防磨牙？

预防磨牙的方法：在入睡前尽量放松心情，并适当地做一些放松操，也可以泡热水澡或听舒缓的音乐；改善睡眠环境，不吸烟、不喝酒；睡前不喝咖啡或其他含有咖啡因的饮料，比如可乐等饮料；平时注意保持正确的姿势，弯腰驼背也容易导致磨牙；睡前一定要刷牙，晚饭不能吃得太饱；可适当吃些打虫药，并注意钙质的摄入。

古代人是如何刷牙的？

大家每天起床后都会洗脸刷牙，刷牙可以让我们的牙齿更为健康和坚固，进而促进食物的消化和吸收，使人体所需要的营养得到及时的补充。

古代的人们没有牙刷和牙膏，也没有专业的洗牙工

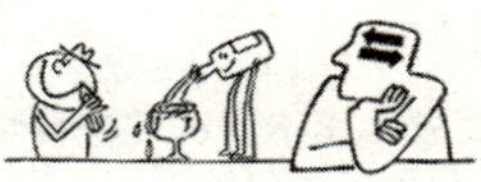

具，他们是如何保持牙齿清洁的呢？不用担心，古人爱护牙齿的意识也是很强的。我们能从古书和古遗迹中找到答案。敦煌壁画中，有人用右手的中指当作“牙刷”来刷牙，之后又有人提出了用左右手同时擦牙的主张，由此可见，就算是古人也知道保持牙齿清洁的重要性。

在牙刷发明之前，人们只能用手指或树枝、木棍等物来清洁牙齿，这样十分不便，有了牙刷后，情况大为改变。目前发现的最早的牙刷，距今已有一千多年的历史了，它是考古学家在辽墓穴中发现的。

很多人在刷牙时都习惯用冷水，只有到冬天才会用温水来刷牙，专家经研究发现，如果刷牙时不注意水温，长期使用冷水，容易使牙齿出现牙龈萎缩、牙齿松动等现象，刷牙的水温最好能控制在36℃左右。

科学放大镜 刷牙时恶心是怎么回事？

有些人早上刷牙时，会感到恶心，甚至还会呕吐。常见的原因有：一是刷牙时挤的牙膏太多。过多的牙膏在口腔中经过摩擦会起很多泡沫刺激咽喉，引起恶心。二是用凉水刷牙。有的人不管春夏秋冬都用凉水刷牙。其实，用凉水刷牙对牙齿不好。尤其是天冷时，用凉水刷牙不能使牙刷毛变软，刷牙时一不留神就会造成牙龈出血，引起恶心；另外用凉水刷牙时，由于水和口腔的温度悬殊，会刺激口腔神经引起恶心。三是有部分人患有慢性咽炎。

人的嘴唇为什么是红色的？

人的嘴唇之所以为红色，是因为嘴唇的皮肤很薄，而在其内部又分布着众多的毛细血管，因此嘴唇下的血液的颜色就呈现了出来。

正常人的嘴唇干湿适度，看上去红润有光泽，如果身体处于不佳的状态，嘴唇也会给人们提供信号。一般情况下，上嘴唇的颜色呈现暗红或焦枯，说明人体的大肠有病变，同时伴有口臭、耳鼻不通等症状；下嘴唇呈现绛紫色，说明胃热，会出现胃痛、腹胀等症状；唇内呈现紫绛色，说明人的肝火旺，脾气会变得焦躁；嘴唇颜色若出现暗黑色，说明消化系统功能紊乱，人会出现便秘、腹泻、头痛、食欲不振等症状。

不同种族的人其嘴唇的厚度也不相同，总的来说，白种人的嘴唇最薄，黄种人的稍厚些，黑种人的最厚。另外，男人的嘴唇比女人的稍厚。

那么，我们在吃东西时，嘴唇能尝出食物的味道吗？其实是不能的，因为嘴唇上没有感知味道的器官，就算将美食贴到嘴唇上，也尝不出食物的味道。但嘴唇具有保护人体牙齿和舌头的功能，天气寒冷时，如果没有嘴唇的保护，冷空气就会直接进入口腔，会使舌头冻僵，连吃东西这样简单的事情都会成为难事。

科学放大镜 怎样为唇部按摩？

用食指和大拇指捏住上唇，食指不动，轻动大拇指按摩上唇；再用食指和大拇指捏住下唇，大拇指不动，轻动食指按摩下唇。然后，再以上述相反方向有节奏地按摩上下唇，反复数次。这样可消除或减少嘴唇横向皱纹。

男性的喉结有什么用处？

喉结是由喉部的甲状软骨构成的，在孩童时，男孩的雄性激素分泌增多，使得两侧甲状软骨的前角上部快速增大，并向前突出，因此男性的喉结一般比女性的更为突起。

喉结的发育状况与年龄、性别有关。在青春期前，男女性的喉结发育状况差别不大，至青春期时，女性的喉结仍无明显增大，而男性的喉结则在雄激素的作用下迅速增大，位于颈部的甲状软骨向前方突出，使喉部的前后径增加将近一倍，发声随之变为低沉的男音。

这也就是为什么青春期前，男女声发音没有明显的区别，即男童音与女童音非常近似，而青春期后，男性的喉部前后径变大发出低沉的男性音，女性喉部前后径小发出尖细的女性音的原因。

科学放大镜 女性太瘦也会喉结突出吗?

女性的喉结虽然不如男性那样大而突出，但是，过分消瘦的女子，由于颈前部的脂肪和肌肉组织不发达，喉结也照样会显得向前突出。

为什么有的人脸上有酒窝?

有酒窝的人笑起来要比没有酒窝的人更为甜美，有些人为了拥有酒窝，还特意到医院去整容。为什么人会

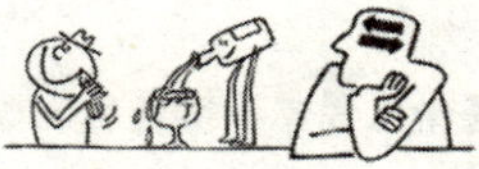

有酒窝呢？

酒窝是由皮肤之下的肌肉活动形成的。人体绝大部分的肌肉都是由肌腱纤维紧密地附着在骨头上，但面部的表情肌却不同，它是附着在面部皮肤上的。表情肌在收缩时，面部皮肤被牵动，因此人会表现出喜、怒、哀、乐等表情。而脸上的酒窝，正是面部皮肤和面部表情肌相互牵动形成的。

诚然，不是所有的人笑起来脸上都会出现酒窝。一个人是否有酒窝，与其表情肌的发达程度有关。笑肌不丰满且面部皮肤脂肪不多的人，通常不会有酒窝。此外，酒窝大部分是遗传得来的，没有酒窝的人不必过分强求。

科学放大镜 什么是整容？

所谓整容，就是通过外科手术来改变一个人的外貌，一般指脸部整形。它包括：割双眼皮、隆鼻、削下巴、造酒窝、矫正牙齿、除纹、脱毛、种睫毛等。通常来说，需要开刀类的才算整容。整容在韩国和日本是一件很平常的事，从事整容方面的医生也很多。以前整容者多为女性，但近年来，男性整容者也在逐渐增多。

人的左脸要比右脸表情更丰富吗？

很多著名的画家或雕刻家在进行创作时，都会有意识地对左脸进行着重雕琢。很多从事美容工作的人认为，女性的美，一定要从其左脸才能发掘出来。科学家进行了一项实验，用高速摄像机将人脸部的各种表情拍摄下来，结果发现，人脸部的表情变化是从左边到右边的。这也说明了人的左脸要比右脸表情更为丰富，反应更敏捷。

人的左脑控制语言和思维，左脑主要掌管着人体右侧的活动；而人的右脑控制表情和视觉，右脑掌管着人体左侧的活动。因此，多数人的左脸表情比右脸更为丰富。

日本的美学专家认为，大多数人习惯用右边的牙齿来咀嚼食物，所以右脸的咀嚼肌和下巴骨比左脸要发达，能给人以健壮之感。相比较来说，左脸给人的感觉更匀称、温柔，这很有可能就是画家和雕刻家喜欢着重雕琢左半边脸的原因。

科学放大镜 表情有哪些方式？

人的表情主要有三种方式：面部表情、语言声调表情和身体姿态表情。面部表情是人体表情最为丰富的部分，它表达了人们内心的思想感情和喜怒哀乐。面部表情中最明显的标志是笑，当与其他人社交时，为了显示你应有的礼仪，应该保持微笑。

笑一笑真的会“十年少”吗？

常言说：“笑一笑，十年少。”笑是人类有别于其他动物的标志之一。如果人不会笑，世间就会少了很多的快乐。笑作为一种交际手段，能让人与人之间迅速地建立起联系。正因为人是具有丰富情感的高级动物，所以笑成了人类感情的一个重要表达方式。

研究人员发现，人每笑一声，从面部到腹部约有 80 块肌肉参与运动。笑 100 次，对心脏的血液循环和肺功能的锻炼，相当于划 10 分钟船的运动效果。

笑可以消除人的紧张情绪，使人得到放松，大脑皮层可得到休息，肌肉也会松弛下来。一整天劳累工作后，如果能开怀大笑一场，有利于缓解疲劳，促进身体健康，减缓衰老。荷兰科学家发现，经常笑逐颜开的人寿命比较长，生活乐观的人与生活悲观的人相比，死亡率低45%，心血管疾病的死亡率甚至低77%，所以“笑一笑，十年少”还是有一定道理的。

科学放大镜 笑能缓解疼痛吗?

人的笑来源于主管情绪的右脑额叶。每当笑时，便能刺激大脑分泌一种能让人欣快的激素——内啡呔。内啡呔能使人心旷神怡，止痛作用相当于吗啡的40倍，对缓解抑郁症和各种疼痛十分有益。

人体皱纹最多的部位是哪里呢?

人一旦上了年纪，身上的皱纹就会渐渐多起来，一般来说，老人要比年轻人的皱纹多很多。这是为什么呢?

原因在于，人在年轻时，皮肤下面的脂肪与皮下组织都十分饱满，这些脂肪和皮下组织能将皮肤下面的部分填得满满的，这样皮肤就会呈现紧绷状态，所以皮肤看上去有光泽且平滑。等人们上了年纪后，皮下脂肪会逐渐减少，皮下组织也会慢慢萎缩，皮肤就不能像之前那样饱满而光滑了，会渐渐变松并塌下来，于是皮肤上就会出现很多的皱纹。

但是，皱纹并不是老年人的“专利”，我们每个人都有皱纹，只是因部位的不同，皱纹的多少也不同。一般来说，人体皱纹多的地方，大都是活动较为频繁的部位，比如胳膊肘和膝盖等关节部位，这些部位正是因为有了褶皱的存在才能让皮肤活动自如。

接下来就为大家揭晓标题问题的答案，人体皱纹最多的部位是——嘴唇！这个答案可能会出乎很多人的意料。之所以说嘴唇的皱纹最多，是因为人的嘴巴总是处在不停地运动中，除了说话和笑之外，有时我们还会用嘴来进行呼吸。嘴巴上众多的皱纹能使嘴巴自由地开合，这样我们人类才能健康地生活下去。

科学放大镜 吃盐多容易长皱纹？

食盐以钠离子和氯离子的形式存在于人体血液和体液中，如果吃盐过多，体内钠离子增加，就会导致面部细胞失水，从而造成皮肤老化，时间长了就会使皱纹增多。医学专家们提醒大家，要想皮肤好，比较科学的方法是多喝水，帮助皮肤排毒，另外每天盐分摄入量不要超过 6 克。

“出卖”女人年龄的部位是哪里？

爱美之心人皆有之，通常来说女性比男性更为在意自己的容颜。女性要想不暴露自己的年龄，最好将自己的前额保养好。或许有很多人认为，女性的眼角和嘴角更容易暴露自己的年龄，但研究人员发现，其实人最先衰老的部位是额头。

人的脸分布着很多大小不一的脂肪块，这些脂肪块分布在前额、眼睛、嘴和脸颊等处。人在年轻时，脸上各个部位的脂肪处在不停地变化中。

人上了年纪后，脸部不同部位的脂肪，其发生变化的速度是不一样的。通常情况下，一个人从 25 岁开始，脸部就会慢慢出现皱纹，而最先出现皱纹的地方就是前额，接着是嘴部和下巴，然后才到皮肤和面颊。

科学放大镜 你会做水果面膜吗？

对于面部的保养，我们可以自己动手做水果面膜，这样既健康，又环保。下面，就给大家介绍几种水果面膜的做法：

1. 提子面膜。用手指将提子汁均匀地抹在脸上，然后轻轻按摩脸部，帮助脸部进行吸收，等 20 分钟之后，用清水将脸部洗干净即可。

2. 西瓜面膜。将西瓜去皮、去籽，然后准备好适量的果肉，用勺子将西瓜肉压成泥，然后将西瓜泥均匀地涂抹在脸上，等 15 分钟后，用清水将脸部冲洗干净即可。

3. 苹果面膜。将苹果捣成泥涂抹在脸上，然后覆盖上一张面膜纸，等 20 分钟后用清水将面部冲洗干净即可。

人的身体能够抵挡住子弹吗？

武侠片中，一些武林高手能做到刀枪不入，无论多锋利的刀或剑都不能伤其半根毫毛。我们知道，这是艺术加工的效果，但现实生活中有人能够抵挡住子弹吗？

有人会说，将眼睛等薄弱部位排除掉，只要一个人长得够胖的话，是能抵挡住子弹的袭击的。但事实上，就算一个人长得够胖，子弹无法穿透其皮肤并射入体内，但子弹所带来的冲击力还是会严重地伤害到皮肤下的各种器官和神经。也就是说，就算子弹不能穿透皮肤，同样可以置人于死地。

科学家以一个身高 175 厘米，体重 75 千克的成年人来进行计算，这个人若要想完全抵挡住子弹的袭击，那么他就要长出约 575 千克重的脂肪才可以，而这样的话，这个人的体重将达到 650 千克。我们试想一下，假如有人真的长得那么胖，他的健康状况一定不会很好，就算能抵挡住子弹的袭击，他也会被自身的健康问题所击败。

科学放大镜　你对子弹了解多少?

子弹是由弹壳、底火、发射药、弹头四个部分构成的。在发射时，先是撞针撞击底火，令发射药燃烧，然后弹头借助发射药燃烧所产生的气体飞出枪筒。

子弹一般分为普通弹、曳光弹、燃烧弹、穿甲燃烧弹、穿甲燃烧曳光弹、瞬爆弹、空尖弹等。其中，普通弹主要用来杀伤有生命的目标；曳光弹在发射后会发出红、黄或白色的光，在夜间可以用来修正射击。

人中弹后，子弹需要马上取出来吗？

我们在看枪战电影或战争电影时，总会看到伤者在中弹后咬住木棍，当场就用小刀等物将身体内的子弹取出来的情节。那么，射入人身体内的子弹需要立刻取出来吗？

有一则新闻是这样的：有个 4 岁的小女孩头部意外中枪，中枪后，子弹进入了小女孩的大脑，医生经过仔细地检查后，建议让子弹先暂时留在小女孩的体内。医生为什么这么做呢？因为对小女孩的大脑进行手术的话，风险极高，如果稍有差池，小女孩的生命就会有危险，反而造成了更大的伤害，所以保住生命才是关键。

至于中弹后要不要立即将子弹取出来，要看中弹的位置。如果中弹位置靠近主动脉、神经或者关节等处，就要立即将子弹取出来，否则后果非常严重。

科学放大镜 子弹只有一种颜色吗？

我们平时看到的子弹多为一种颜色，但事实上，子弹有许多种颜色，如红色、绿色、黑色、白色等，这是为什么呢？原来子弹的种类很多，用途也不同，为了在战斗中便于区分辨认，制造者便在子弹的弹头上涂抹了各种不同的颜色。

长时间接触水，手指肚的皮肤为什么会变得皱巴巴的？

洗完澡或用手洗完衣服后，人的手指肚的皮肤会变得很皱，这是什么原因呢？

我们的皮肤表面是一层“表皮层”，而表皮下方是“真皮层”。表皮层与真皮层并非完全“黏”在一起，表皮只在某些地带由结缔组织紧紧地“绑”在真皮上，某些地方则没有。所以，当表皮吸水胀起来时，“绑”住的地方却被局限住而呈凹陷状，从外观看，皮肤表面有凹有突，于是就产生皱纹了。而由于手、脚的掌趾部分，是全身表皮层最厚的地方，所以产生皱巴巴的现象很明显。皮肤的其他部位也会产生这样的现象，只是比较不容易被察觉。

科学放大镜 健康肤色是铜色吗？

前些年有人提出，人的皮肤健康色应该是铜色，因为太阳紫外线中有营养。这一观点随后被推倒，因为太阳紫外线中的辐射会影响皮肤的健康，使皮肤失去养分。而皮肤如果吸收了维生素C和维生素E是会变白的，也就是营养多的皮肤会比较白，所以最健康的肤色应该是白里透红。

为什么皮肤受损后会出现疤痕？

若皮肤出现伤口，伤口在血液凝固之后会在受伤处形成一个又硬又红的疤，这是为什么呢？

这是因为，人的皮肤由表皮、真皮和皮下组织构成，而表皮大多是由细胞组成的。当表皮受伤后，细胞会自动愈合，这种情况下，皮肤一般不会结疤。但如果受伤的是真皮部位，真皮的结缔组织也会受伤，受伤的结缔组织会对自己内部排列有序的纤维组织进行修补，而在修补的过程中，纤维组织会被打乱顺序，因而形成疤痕。

伤痕在愈合时，人会感觉到发痒，其原因在于：皮肤受到伤害时，神经纤维也遭到了损害，所以当皮肤在进行自我修补的同时，神经纤维也在进行着修补。处于生长期的神经纤维对于外界的刺激是十分敏感的，如果神经纤维受到了刺激，人就会感觉到痒了。

科学放大镜 身体上有伤口应该怎么护理呢？

皮肤有伤口时，要及时到医院由医生对伤口进行清洗、消毒、缝合或包扎。此外，烫伤后要立即用大量清洁冷水冲洗，以减轻对皮肤深部组织的高温损害。面部伤口不要用碘酒消毒，否则会引起色素沉着。

瘀青的颜色为什么会变来变去？

很多人都有被撞伤或某个部位扭伤的经历，之后皮肤就会产生瘀青，但瘀青的颜色会变来变去。鲜红色、紫红色、蓝绿色和金黄色等颜色会先后出现，这是为什么呢？

瘀青是皮下的毛细血管爆裂出血而形成的，随着受伤后时间的发展，瘀青的颜色会产生有趣的变化。在瘀青形成初期，其颜色来自血管中漏出的血液，而血液之所以是红色的，是因为血红素的关系。随着时间的推移，白细胞开始接手残局，瘀青的颜色又开始变化，瘀斑中死亡的红细胞被巨噬细胞吞噬掉，其中的血红素被分解，瘀青就变成了紫红色。而血红素会在人体内酶的作用下生成胆绿素，胆绿素又会慢慢地代谢转化成胆红素。胆绿素的颜色呈深绿色，而胆红素的颜色则为橙黄色。当血红素分子被破坏后，里面的铁离子会释放出来，其与铁蛋白结合，形成金黄色的含铁血黄素。而瘀青的颜色之所会产生变化，正是由于这些物质的共同作用。

总的来说，瘀青形成初期是鲜红色的，之后随着血红素被破坏掉就变成了紫红色，而此后会呈现出胆绿素的蓝绿色，当瘀青快要痊愈时，呈现出的颜色为含铁血黄素的金黄色。如果人身上的瘀青处在不同的代谢阶段，就会出现人们常说的“青一块，紫一块”的现象。

科学放大镜 为什么人的肤色有不同？

皮肤的颜色是由皮肤内黑色素的多少决定的。在高寒地区，人们不会受到烈日的暴晒，身体的黑色素很少，所以肤色多呈白色；而赤道处阳光集中的热带，常受到强烈的日光照射，人的身体经调节产生大量黑色素以保护皮肤，所以皮肤呈黑色或棕黑色；温带地区的人的皮肤则呈中性的黄色或棕黄色。

人也会像动物那样蜕皮吗？

在地球上，许多动物都有蜕皮的行为，有些动物一生蜕皮 2 次到 3 次，有些则多达 10 次以上。动物蜕皮次数的多少与其本身的生长发育速度有很大关系。

事实上，人也会“蜕皮”，即换一层新的表皮，但人的“蜕皮”过程并不明显。通常情况下，人一个月左右就会换一层新的表皮。人“蜕”下来的皮其实是一些死亡的表皮细胞，人体每天都会有死皮细胞脱落，即平时我们所说的污垢或老泥。我们平时所穿的衣服，能将身上的这些死皮蹭掉大约 10 克。

人体表皮的最里层有一个基底层，在这个地方，会不断产生新的表皮细胞，并逐渐往体表移动，最后会变为角质，从人体脱落。通常来说，表皮细胞从新生到脱落的过程大概有 4 周到 6 周的时间，平均算下来，人一个月左右就会换一层新的表皮。

科学放大镜 蛇为什么蜕皮呢？

蛇的全身被鳞片所覆盖，这些鳞片跟鱼的鳞片不同。蛇的鳞片是由其外面的角质层变成的，所以被称作角质鳞。蛇的这层“外衣”不会随着身体的长大而长大。蛇长大一些后，就需要蜕一次皮，蜕皮后，蛇新的鳞片会比之前更大些。

为什么手心晒不黑呢？

很多人或许会有这样的疑问：为什么手心不像其他地方的皮肤一样容易被晒黑呢？就算是黑种人，他们的手心好像也都是浅色的，这到底是什么原因呢？是不是因为手心不像手背那样，容易被太阳晒到呢？

事实上，就算我们将手心暴露在强烈的阳光下，手心也不会像身体其他地方的皮肤一样被晒得很黑。我们身体表面的皮肤之所以会被晒黑，是因为黑色素的存在，黑色素分布在皮肤的表层，它可以帮助人体抵御紫外线的照射。长时间的阳光照射会刺激色素细胞，引发反馈机制，使身体加速黑色素的产生而使皮肤变黑。

手心覆盖着一层厚厚的角质细胞，阳光很难穿透。此外，手心处的黑色素细胞十分稀疏，所以手心也就不会被晒黑了。

科学放大镜 你会做手指操吗？

手指操对消除疲劳、舒缓情绪有一定的效果。下面就为大家介绍一下怎么做手指操：

右手伸平，左手的大拇指放在右手中指之上，左手的其他手指配合大拇指对右手的中指进行挤压；左手大拇指从手掌方向放在右手无名指和小拇指上，左手的其他手指放在右手的手背上，一起轻轻挤压；左手大拇指放在右手的食指和中指上，左手其他手指从手心方向进行挤压。过一段时间后，再换右手对左手挤压。

人身上的痣是如何形成的？

人身上有一些小黑点，它们可能分布在人体的任何地方，这些小黑点就是痣，人身上的痣是如何形成的呢？

痣，多为黑褐色，大多呈圆形，小的如针尖，大的成片。痣是发生于皮肤上的良性肿瘤，几乎每个人身上都有痣。有的痣是出生时便有，有的痣在出生后 1 年内出现，随着年龄增长，数目逐渐增加，一般青春期时达到高峰，二三十岁后很少再有新痣。

痣是由于黑色素细胞数目增加引起的。黑色素沉积在真皮层称为真皮内痣；沉积在真皮层与表皮层之间称为交界痣；兼有上述两种属性的称为混合痣。由于痣含有黑色素，所以又称为黑痣或色素痣。

人的皮肤里的黑色素细胞会因为人自身的原因而发生变化，有时这些黑色素细胞会快速地增多并聚集，比如，受到食物的刺激，或受到强烈阳光的照射等，当黑色素聚集到一定程度时，有些会凸现在皮肤的表层，有些不会凸出但会为皮肤染上颜色，这时痣就产生了。

科学放大镜 痣是否需要去除?

若是不会恶变的痣，如皮内痣，如果不影响美观，一般不需要去除。至于一些有可能恶变的痣，如交界痣和混合痣，则应先去医院让专科医生检查过后，再决定是否应该去处除及用什么方法去除。

酱油吃多了会使皮肤变黑吗?

有人说:“酱油不能吃得太多，要不然会使皮肤变黑。”事实真的是这样吗?

酱油是中国人广泛使用的调味料，它由大豆、小麦、淀粉、食盐等制成，呈红褐色，有独特的酱香，味道鲜美。几千年前，人们已经开始酿造酱油了，中国的酱油在世界舞台上也享有极高的声誉。

酱油吃得多会使皮肤变黑这一说法，是没有任何证据支持的。有一对夫妇，天生就很黑，他们为了能让孩子白一些，坚决不给孩子吃酱油，但他们的孩子长大后，皮肤仍然很黑。而有的家庭则很喜欢吃酱油，但他们原本白皙的皮肤也没有因此而变黑。

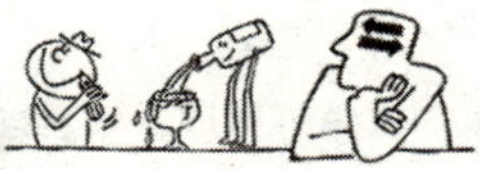

需要注意到的是，如果皮肤有外伤，最好先不要吃酱油，否则会使疤痕的颜色变深。

其实，人的皮肤会变黑，跟黑色素的体积大小和分布情况有关，此外，紫外线的照射、血液循环的快慢和疾病等也是使皮肤变黑的原因。

科学放大镜 生抽和老抽有什么区别？

酱油按照颜色可分为生抽和老抽。生抽的颜色较淡，为红褐色，味道比较咸，是炒菜和凉拌菜中经常能用到的调料。老抽的颜色很深，其中加入了焦糖色，故呈现出棕褐色，老抽味道鲜美、微甜，一般用在给菜肴着色上，在做红烧、炖菜中常用到老抽。

为什么人被蚊子叮咬后，皮肤会起包？

炎热的夏季时，蚊子特别多，它们在人身上叮咬后，会使皮肤上留下一个大红包，非常痒。那么，这个包是如何形成的呢？

其实，皮肤起包的原因在于蚊子唾液中的一种抗凝剂。这种抗凝剂能将人皮肤周围的血液暂时地凝固住，因为表皮血管中的血液无法流动，蚊子便能顺利地吸到血。抗凝剂会随着蚊子的唾液进入到人体的血液中，这些唾液在进入皮肤时会引起很大的刺激，使免疫系统隐形，从而导致皮下组织积水和肿胀，因此形成红包。

关于被蚊子叮咬后会发痒的原因，并不是因为蚊子唾液中的抗凝剂有毒，而是因为抗凝剂进入人体血液后，人体血液中的蛋白质会对这种外来物质进行抵抗，在抵抗的过程中会对皮肤产生刺激，因此就会出现痒的感觉。

科学放大镜 蚊子都吸人血吗?

事实上，在蚊子中，只有雌蚊子才吸人血。雌雄蚊子的食性不相同，雄蚊“吃素”，专以植物的花蜜和果子、茎、叶里的液汁为食。雌蚊偶尔也吃植物的液汁，然而，一旦婚配以后，非吸血不可。因为雌蚊只有在吸血后，才能使卵巢发育。所以，叮人吸血的只是雌蚊。

为什么人被烫伤后皮肤会起水泡?

人被开水烫伤或被火烧伤，皮肤受伤处不仅会有灼痛感，而且还会起水泡。通常水泡都长在薄薄的皮肤之下，看起来晶莹剔透。那么，人的皮肤为什么会起水泡呢?

其实水泡中透明的液体就是淋巴液，人被烫伤后，淋巴液会迅速地聚集在受伤部位，以防止细菌感染。水泡如同皮肤自带的防御专家，因此起水泡时，我们最好不要将水泡弄破，等过上一段时间，水泡就会自己慢慢地消失了。

科学放大镜 淋巴液是什么?

淋巴液是指在淋巴管内流动的透明无色液体，组织液进入淋巴管即成为淋巴液。除蛋白质之外，淋巴液的成分与血浆相似。淋巴液中的蛋白质以小分子居多，也含纤维蛋白原，所以淋巴液能在体外凝固。

人如果没有指纹会怎么样？

将手掌张开后，我们能看到 10 个手指上都有一些纹路，那就是指纹。每个人都有指纹，但世界上却没有两枚一模一样的指纹。人的指纹是在母体中形成的，因为每个人的遗传基因不同，因此指纹也不一样。

指纹虽不起眼，但如果人没有了指纹，会造成很大的麻烦。指纹能使手在接触物件时增加摩擦力，从而更容易发力及抓紧物件，若没有指纹，人的手就很难将东西抓牢、握牢，搬东西这样简单的动作都会变得非常困难。因为指纹的唯一性，警察可以通过指纹来破案，指纹是警方抓捕犯人的重要线索。

虽说世上没有两枚完全相同的指纹，但是同卵双胞胎的指纹比较相似。而且，同一个人不同手指的纹形也有相似之处。

科学放大镜 指纹有哪些类型？

因为皮下组织对指肚表皮顶压方向的不同，造就了不同的指纹类型。

指纹有三大基本类型：一种是斗形纹，由许多同心圆或螺旋形纹线组成；一种是箕形纹，纹线类似于畚箕，一边开口；另一种是弓形纹。

识别一个人的“密码”都有哪些？

银行卡有密码，电子邮箱有密码，电子锁有密码，人的身体也有密码吗？答案是肯定的，而且人身体上的“密码”还不是单一的，这些“密码”能准确地将一个人与其他人区别开来。

人身上那个终生不会改变且人人都不同的“密码”就是指纹。在古代，人们就用指纹来画押。而如今，技术人员用指纹制作了指纹锁，正是因为指纹是辨认某个人的有效“密码”。

除了指纹以外，唇纹也能确定一个人的身份，美国的警察在办案时就有利用唇纹将犯罪分子绳之以法的案例。

当下，声纹鉴别技术受到了技术人员的青睐，此项技术依据的是人的声纹。被检者只需对着麦克风说简单的话，电脑就能将声音转化成个人的特有口音与腔调单元，再到数据库中寻找相匹配的对象。科学实验证明，就算是两个身高和体重都完全相同的双胞胎，而且他们的声音连他们的父母都无法分辨，但他们的声纹在声纹辨识器下还是能被准确地区分开来。就算是模仿别人的声音再像，声纹辨识器也能分出真伪。

除了上述介绍的人体“密码”以外，还有眼纹、发纹、齿纹等，它们也能精确地将一个人与其他人区分开。

科学放大镜 人的说话声音为什么不同?

每个人的说话声音都不同，这是因为人的发声器官实际上存在着大小、形态及功能上的差异。发声控制器官包括声带、软腭、舌头、牙齿、唇等；发声共鸣器包括咽腔、口腔、鼻腔。这些器官的微小差异都会导致发声气流的改变，造成音质、音色的差别。

人感觉冷时，为什么会起“鸡皮疙瘩”？

人在寒冷的环境中，皮肤上会起一些“鸡皮疙瘩”。为什么人在感觉冷时皮肤会产生“鸡皮疙瘩”呢？

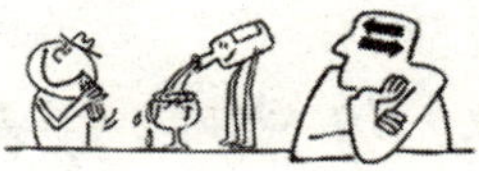

其实，“鸡皮疙瘩”是恒温动物为了稳定体温的一种生理反应。人的大脑在接收到冷的信号后（或是在感到紧张恐惧时），神经会产生作用。人的汗毛下连着的肌肉是竖毛肌，而竖毛肌又与皮肤相连，当人受到冷空气侵袭后，竖毛肌会收缩，使汗毛竖立起来。而竖毛肌的收缩，会使皮肤的表面形成颗粒状的凸起，于是就产生了“鸡皮疙瘩”。

“鸡皮疙瘩”能让受到冷空气侵袭的肌肉收缩并产生热量，而毛细孔也会随之关闭，人们以此来抵御冷空气的侵袭。

科学放大镜 什么是恒温动物?

恒温动物也叫温血动物，在动物学中是指那些体温不因外界环境温度而改变，始终保持相对稳定的动物。如鸟类和哺乳动物就是恒温动物，它们能通过新陈代谢保持稳定的体温。相对于恒温动物的是变温动物，变温动物的体温随着环境温度而做调节，又称冷血动物。

人在行走时为什么手臂会前后摆动？

每个人走路都有自己的姿势，有的步伐大，有的步履轻盈，但人们在走路时却有一个相同点，那就是在行走时，人的手臂会来回前后地摆动。

走路时手臂前后摆动，可以保持身体的平衡，使身体协调。但这并不是唯一的原因。人在行走时，当右后脚弯曲时，左前脚就会自然地向前伸展。生物学家研究发现，如果让动物直立行走，它们的前脚就会像人的手一样前后摆动。

生物学家称，这个动作可以证明人的双手是从前足演化而来的，进化前的人和四脚动物一样，都是伏地行走的，直立行走后，手保留了当年趴在地上的摆动习惯。

科学放大镜 竞走有什么规则?

竞走这项竞技运动是从日常行走的基础上发展而来的，它的规则为：支撑腿必须伸直，从单脚支撑过渡到双脚支撑，在摆动腿的脚跟接触地面前，后蹬腿的脚尖不得离开地面，以确保没有出现腾空的现象，而这也正是竞走与跑步的主要分别。

人在跑步时为什么会气喘吁吁？

我们在跑步时会感到呼吸短促，特别是在跑步时间较长时，会感到气喘吁吁，这是为什么呢？

人体细胞处于震动状态时，神经和韧带的拉动都需要氧气来提供能量。氧气从口鼻进入肺叶后，通过管道输入到各个细胞中。肺叶中的孔洞越大，吸入的氧气就越多。我们在进行剧烈运动时，身体里的细胞需要大量的能量，所以我们就要最大限度地吸入氧气，加快氧气输送的过程，使氧气进入肺叶的流量增加。

人在跑步时，需要大量的氧气来补充运动时所需要的能量，所以人要大口喘气来加快氧气进入肺部的速度。

科学放大镜 什么人不宜喝运动饮料？

人们在运动时，常会喝运动饮料，以补充体力，消除疲劳。但是，不是什么人都适合喝运动饮料的。

高血压患者、糖尿病病人和小孩，都不宜喝运动饮料。另外，运动过于剧烈的人也不宜立即饮用运动饮料。长期待在办公室里不出汗的人，也不宜喝运动饮料。

人的手脚为什么会抽筋？

有时，人的手脚和小腿会突然出现僵直、活动受限的情况，并伴随有剧烈的疼痛，但等过了一段时间后，这种现象就会消失，而这种现象就是我们平时所说的抽筋。

人为什么会抽筋呢？其实，过于激烈的运动、受凉、疲劳和缺钙等情况都会引发抽筋。

人们在激烈的运动中容易造成肌肉扭拧，肌肉扭拧能引发抽筋；人在睡眠不足和过度疲劳的状态下，新陈代谢的速度会下降，继而会令乳酸在身体局部大量堆积，就有可能引发肌肉痉挛；睡觉时，如果我们的姿势不正确，长时间压迫某一血管，血液循环不通畅也会引发抽筋。此外，人体缺钙或身体受凉也会引发抽筋。对于抽筋现象大家不要过分恐慌，偶尔的抽筋属于正常现象。

科学放大镜 发生抽筋且伴有剧烈痛感时，应该怎么办？

1. 手部抽筋：尽量将拳头握紧，再使劲儿地张开，反复做几次后再向手背方向摆动。

2. 脚趾抽筋：如果是右部脚趾抽筋，可用左手握住脚趾并用力向上拉，反之同样方法。

3. 大腿抽筋：将抽筋的大腿抬起，使之与身体成直角，用力将大腿与小腿贴紧，接着伸直，反复做几次。

人的足弓有什么用处？

足弓是由跗骨、跖骨的拱形砌合，以及足底的韧带、肌腱等具有弹性和收缩力的组织共同构成的一个凸向上方的弓，可分为纵弓及横弓。足弓具有弹力，能起到缓冲减震的作用，对人体有益。足弓能将人体的重量分散到肢体各点，使人能够平稳地站立。此外，足弓还能避免人脚底的血管和神经受到直接的压迫。

有些人没有足弓，这些人是不能参军的，因为足弓是选拔军人的一个重要标准。在军队生活中，很多训练都与足弓有关，如负重跑步、爬山、急行军、大拉练等。如果没有足弓，人走一会儿路就会觉得脚又痛又麻。

扁平足大部分是后天造成的，要想预防扁平足的发生，最好让孩子适当地参加体育锻炼，令足部肌肉和韧带得到适当的刺激，也可以穿专业矫正鞋来矫正足部。

科学放大镜 其他脊椎动物也有足弓吗？

其他脊椎动物是没有足弓的，人是唯一有足弓的脊椎动物，足弓的存在既表示了人的特征，也是人类进化过程中的一个标志。人类的祖先生活于森林中，过着树栖生活，其上下肢功能无明确分工。当人类进化，自树栖生活移居平原，发展到直立生活，手足有了明确分工。手主要从事劳动生产，足则专门负重行走，为此足的结构和形态也发生了相应的改变。

人的脚为什么怕冷？

气温变低，人会感到寒冷，但奇怪的是，脚是最怕冷的，这是为什么呢？

脚之所以怕冷，跟血液循环有关。人体内的血都是从心脏流出来的，脚离心脏最远，供血情况没有其他器官好，血液循环减少自然会感觉冷。

俗语说：“寒从脚起。”除了脚的血液循环相对较慢这点外，脚会怕冷的原因，还与其最靠近地面有关。靠近地面，脚更容易散发热量，使其温度降低，温度降低后会使脚底的微血管发生痉挛，这会进一步使脚部的血液循环减慢，使脚感觉冷。

科学放大镜 冬季如何对脚进行保养？

随着冬天的到来，脚不再暴露在公众视线下，有些人因此忽视了对脚的保护。其实，寒冬更要注意足部的保健。冬天气候干燥，足部的皮肤也容易皲裂。为了预防这种情况，应每天用温水洗脚，水中可以加入婴儿护肤霜或保湿霜。另外，要注意不要用太热的水，太热的水会损伤皮肤，加速足部失水。脚洗净后擦干，涂上保湿霜。脚跟和侧面可以多抹一些，脚指甲和脚趾间不要涂得太多，避免给真菌创造理想的生存环境。

手指长倒刺为哪般？

天气干燥时，人的手指甲附近会出现一些向上翘起的皮，形状像刺，一碰还会痛，我们将其称为倒刺。那么，人为什么会长倒刺呢？

当人的皮肤过于干燥时，手指甲附近的表皮角质层会因缺水而形成裂口，形成之初，裂口会尝试着自己愈合，但当其无法愈合时，就会向上形成翘起的皮肤，即倒刺。如果很久了仍不愈合，那就是缺乏维生素 C。

手上有倒刺时，不要急着将它拔掉。因为倒刺与肌肉是连在一起的，用手或其他工具撕拉倒刺时，不仅疼痛，还会让周围的皮肤受伤，甚至会引发流血，导致手部感染。

正确的方法是将有倒刺的手浸泡在水里，等指甲及周围的皮肤变得柔软后，再用小剪刀将倒刺剪掉，然后抹护手霜。或是用含维生素 E 的营养油按摩指甲四周及指关节，也可去除倒刺及软化粗皮。

科学放大镜 指甲有哪些作用？

指甲是皮肤的附件之一，别看指甲不起眼，它的作用可大着呢！首先，指甲起着“盾牌”作用，它能保护末节指腹免受损伤，维护其稳定性。其次，指甲能增强触觉的敏感性，协助完成抓、夹、捏、挤等动作。再次，指甲是美容的重点，漂亮的指甲能够提升女性的魅力。

剪指甲为什么不会痛呢？

指甲是人身体的一部分，它是人指端背面的一层半透明的坚硬物质，但奇怪的是，我们在剪指甲时，并不会感到有任何的疼痛，这是什么原因呢？

其实，人类的指甲是由人体的角质细胞演变而来的，指甲主要由角质蛋白构成。而人的角质细胞是人体皮肤最外层的细胞，主要是一些已经死亡的细胞，所以指甲内并没有神经的存在。人体的感觉都是通过神经传递给大脑的，既然指甲里没有神经，在剪指甲的时候自然也就感受不到疼痛了。但是需要注意的是，指甲和其下面的皮肉是相连的，如果我们一不小心剪到了红色的肉，那么肉中的神经就会给大脑发送疼痛的信号了。

科学放大镜 如何通过手指甲看身体状况？

如果在阳光或灯光下看，发现你的手指甲上出现了明显的竖纹，这就说明你已经处于睡眠不足、过于疲劳或用脑过度的状态中了。这个时候，你应该多休息，保证充足的睡眠，并多吃些含钙较高的食物，如乳制品或豆制品等。

手指甲和脚指甲哪个长得快？

同是指甲，手指甲和脚指甲的生长速度应该是一样的吧？

其实不然，手指甲和脚指甲的生长速度不同，手指甲每天会生长约 0.1 毫米，而脚指甲每天生长约 0.05 毫米。为什么手指甲的生长速度更快呢？

指甲的生长受到很多方面的影响，如年龄、健康程度、季节和机械刺激等。手指经常摩擦，会加快手指甲的生长速度。通常来说，人手的活动要比脚多，手指甲磨损要比脚指甲快，为了保护手指，手指甲生长速度自然要比脚指甲的生长速度快。

除此之外，左右手的指甲生长速度也不同。习惯用右手的人，右手指甲的生长速度比左手指甲长得快，反之，习惯用左手的人，左手指甲就比右手指甲长得快。也就是说，指甲使用越频繁，生长速度就越快。

科学放大镜 健康人的手指甲特征有哪些？

1. 甲色均匀，呈淡粉红色。

2. 甲质坚韧，厚薄适中，软硬适度，不易折断。

3. 表面光滑，有光泽，无分层、纹路等。

4. 指甲边缘整齐，无缺损（外力原因除外）。

5. 指甲根部的甲半月（俗称月牙）占指甲的1/5，以乳白色为宜（也有些人天生没有）。

为什么人的手脚断了不能再生呢？

海星、蚯蚓等很多动物的手脚就算断了也有再生的本领，为什么人类不会这种神奇的再生术呢？

人之所以手脚断了不能再生，是因为人的细胞组织没有再生重组的能力。人一直很羡慕壁虎、海星等动物的再生能力，并一直在寻找令人体断肢再生的方法。但科学家发现，人体内有两种特殊的基因，它们会抑制组织的再生，使人的断肢无法重新长出来。另外，人体内的干细胞如果像蚯蚓和海星那样可以疯长的话，就非常容易产生癌变，所以人类在进化过程中放弃了再生的能力。

那为什么人小时候掉的牙会再长出来呢？人的四肢虽无法再生，但人的牙齿却有一次再生的机会。当我们还是小孩子时，咀嚼能力较弱，吃的东西大部分为较软的食物，如粥、牛奶等。等年龄稍大后，人的咀嚼能力增强，可以吃坚硬的食物了，这时人的乳牙就会自动脱落换成恒牙，恒牙利于人吃坚硬的食物。

科学放大镜 有具有皮肤再生能力的哺乳动物吗？

人类的皮肤如果受伤，通常会留下一道伤疤，无法再生，但非洲刺毛鼠却有这种使皮肤再生的能力。如果被天敌抓住，非洲刺毛鼠可以脱落掉大块的皮肤组织，换取自身的逃脱。一段时间后，其伤口会长出新的皮肤，包括完整的汗腺、毛囊、毛发甚至某些地方的软骨组织，而且新皮肤长出后几乎不留痕迹。

为什么人身上的关节有时会咔咔作响？

关节是骨头之间相互连接的部位，两块以上的骨头连接处都有关节。没有关节的话，人的身体会变得非常僵硬，连弯腰、拿筷子这样简单的动作都会变得十分困难。关节分为活动关节和不动关节两种，从字面上来看，即能活动的关节和不能活动的关节。

有的时候，人的关节会发出咔咔的响声，其实这是位于关节两边的软骨发出的声音。软骨中有液体，对骨骼可以起到润滑的作用，当有气体在这些液体中流动时，关节就会发出咔咔的响声。

人的四肢的关节都很灵活，可以灵活地伸展、弯曲。还有一些关节可以前后左右自由转动，如脖子、手腕和脚腕等。

科学放大镜 关节的基本结构是什么？

关节的基本结构有关节面、关节囊、关节腔、关节软骨、关节头和关节窝。其中关节囊分为内外两层，外层为纤维层，由致密结缔组织构成；内层为滑膜层，由薄层疏松结缔组织构成，可分泌滑液，起到润滑作用。

为什么酸痛感总是姗姗来迟？

许多人都有这样的经历，在很长时间没运动而突然进行了激烈的运动后，往往会出现肌肉酸痛的现象。但这种酸痛感并不是在运动后马上出现的，而通常是在运动结束后一两天才出现，专家称其为迟发性肌肉酸痛，是非常普遍的现象。

当人在运动时，为了加快速度，需要不断让肌肉处于活动中，希望能达到我们想要的速度和力量，但这种渐进性的超负荷行为会导致肌肉纤维撕裂，使人在一两天之后出现酸痛感。

此外，这种肌肉酸痛还与肌肉内部的代谢有关。肌肉收缩需要能量，而这种能量主要依靠肌肉组织中的糖类物质分解来提供。氧气充足的情况下，如果人处在平静状态，肌肉中的糖类物质可直接分解成二氧化碳和水，释放出大量能量。但人在剧烈活动时，骨骼肌在短时间内就需要很多的能量，虽然此时的呼吸运动和血液循环都大大增强，但还是满足不了肌肉对氧的需求，肌肉会处于暂时缺氧的状态，使糖类物质分解出乳酸，而乳酸在肌肉中大量堆积后，会刺激肌肉块中的神经末梢产生酸痛感。

经常运动的人，其肌肉在运动时能获得充足的氧气，这样的话，糖类物质分解的乳酸较少，所以肌肉就不会有明显的酸痛感。因此我们平时要多进行锻炼，并在运动前做好热身活动，运动后做好放松运动，这样也可以减轻酸痛感。

科学放大镜 锻炼肌肉有什么好处？

肌肉力量和耐力的锻炼不仅可以达到减轻体重的目的，还能使皮肤保持弹性，防止肌肉、肌腱和韧带拉伤。另外，肌肉与人体机能息息相关，如锻炼背肌可增强呼吸系统的功能，锻炼腰腹肌可保持肾健康等。

人如果没有了疼痛感会怎样呢？

生病或受伤时，身体就会感到疼痛，疼痛作为一种预警信息对人是非常重要的。可能有的人会说，没有了疼痛感应该是一件幸福的事情，尤其对于小孩子来说，没有疼痛感的话就算打针也不怕了。但人体的构造是复杂的，各个器官之间都存在联系，适当的疼痛感对人体是有帮助的。

疼痛感能让我们尽早地发现身体的病变，远离更大的伤害，如果人体的疼痛感消失了，那么一些疾病发出的信号我们就接收不到，身体就会处在危险之中。想摆脱痛苦是人的正常反应，但如果所有的痛苦都被抑制住，那么就算危险逼近，我们也很难察觉。

科学放大镜 头痛时可以吃什么水果配合调理？

很多人都有头痛的经历，人头痛有时是因为压力大或是没有休息好，但如果经常头痛，最好到医院进行详细检查。头痛时，可以多吃些葡萄、芒果、番石榴、雪梨、西瓜、苹果等水果，最好少吃或不吃脂肪含量高及油炸的食物。

人上了年纪为什么会驼背？

在生活中我们或许会注意到，有很多上了年纪的老人都有驼背的现象，这是什么原因造成的呢？

有人说，可能是人上了年纪后，肌肉开始变得松弛，松弛的肌肉长时间压在脊柱上，把脊柱压弯了，所以老年人才会出现驼背现象。其实，这种说法是错误的。

人的脊椎是会逐渐老化的，椎体会退化、塌陷、变薄，脊柱就会变形，就会出现驼背。人上了年纪之后，钙质会逐渐地流失，骨头会出现骨质疏松的现象，人的脊柱就容易骨折。椎体的退化和塌陷使得脊柱凸出，发生变形，渐渐地就呈现出了驼背的迹象。但这种骨折，人们几乎感觉不到，能看到的只是腰部无法直起来，身高慢慢变矮。

科学放大镜 人体的钙主要分布在哪里?

人体中钙的重量占到了人体的2%，钙质主要存在于人体的骨骼和牙齿中，这部分钙的重量占到了钙总重量的99%，剩下的1%分布在细胞液、软组织和血液中。老年人要补钙，可以预防骨质疏松，强化骨骼，但不可过量，否则容易得肾结石或其他疾病。

为什么绝大部分人都习惯用右手?

世界上有90%以上的人习惯用右手，科学家将这种现象称之为右利手。为什么有这么多人习惯用右手呢?

生物学家研究发现，人们之所以习惯用右手，是在长期的劳动中慢慢养成的。早在石器时代，手持石斧或石矛的人类集结在一起与野兽搏斗，在搏斗过程中，人会本能地用左手来保护胸部左侧的心脏，用右手持武器进行攻击。慢慢地，用右手就成了习惯，接着变成了先天遗传。

人的右手是由大脑左半球控制的，而左手是由大脑

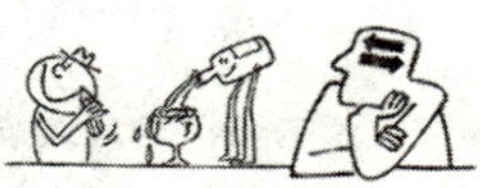

的右半球控制的，所以人们经常使用右手，就会提高大脑左半球的灵敏性，而这又使得人们更为经常地使用右手，右手的灵活度和力量都明显高于左手。

科学放大镜 左利手更聪明吗？

左利手，是指习惯用左手从事主要活动的人。因为左手的活动是受大脑右半球控制的，因此常用左手能够开发右脑。有些人认为左利手更聪明，对这个问题，各国的科学家进行了长期的科学实验，目前并无定论，仍存在争议。因此，这个说法不能算是正确的。

人体器官中最晚变老的是哪个？

随着年龄的增长，人体的各个器官就会开始逐渐衰老，其中最晚变老的那个器官就是肝脏。肝脏细胞的再生能力非常强，人到了70岁时肝脏才会逐渐地变老。

人体其他器官变老的年龄分别是：

皮肤：从25岁开始，人的皮肤会渐渐失去光泽。

大脑神经细胞：脑神经细胞在人出生后不久就不会

再分裂了，新生儿的大脑神经细胞数量高达 1000 亿个，从 20 岁开始，大脑神经细胞的数量就开始逐年下降。

心脏：从 45 岁以后，人的血管弹性将慢慢变差，心脏也逐渐变老。

耳朵：从 60 岁开始，人的听力开始退化，一般情况下，男人的听力要比女人的听力衰退得快。

科学放大镜 哪些行为会损害肝脏？

肝脏是人体内重要的代谢器官，它具有存储糖分、去除毒素等作用。那么，人们平时哪些行为会损害到肝脏呢？

过度喝酒、胡乱吃药、睡眠不足、爱发脾气、整天抑郁、爱吃油炸食品、抽烟、吸毒等行为，都会损害肝脏，因此我们平时要多加注意。

人的器官都是对称的吗？

从人的外表来看，无论五官还是四肢，都具有完美的对称性，比如两条腿、一双手、两只眼睛等，呈现的都是左右对称。可人的身体还有很多不对称的现象存在。

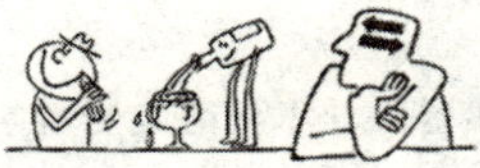

进入人体的内部，我们会发现有很多器官都是不对称的。比如，心脏处于身体偏左的部位，而肝脏则处于身体偏右的部位。人的支气管从上到下分为左右两根支气管，但左边的支气管细长，走向较平，右边的支气管短且粗，走向几乎是垂直的。

人在双脚并排站立时，左脚的接地面积要比右脚大，即人的重心都是稍往左侧偏的，左脚就成了支撑脚。当人处于危险中时，大部分人多会向左侧躲避，以左脚支撑身体，右脚准备蹬步。

除此之外，有的人一只眼睛是单眼皮，另一只眼睛是双眼皮，有的人脸上只有一边有酒窝，有的人眉毛长得一边高一边低等，这些都属于正常的不对称现象。

科学放大镜 器官知多少?

器官是由多种组织构成的能行使一定功能的结构单位。动物的器官十分复杂，相对来说，植物的器官比较简单。最高等的被子植物有根、茎、叶、花、果实、种子六大器官，而其他的植物并不是都有这六大器官的。

人体的哪个部位最需要氧气？

人能健康地生活下去，氧气起了关键性的作用，没有了氧气，不仅是人，很多动物都会在短时间内因窒息而死。那么，大家是否想过，人体中哪个部位最需要氧气呢？

也许很多人会说是肺部，但其实最需要氧气的部位不是肺部，而是大脑。

人通过呼吸将氧气吸进体内，氧气经各种途径进入到身体的各个部位，为细胞的正常活动提供能量。如果人的大脑缺氧，会比其他器官更容易丧失功能，所以说，人体的大脑是最需要氧气的部位。

科学放大镜 怎样通过运动锻炼大脑？

研究发现，规律的有氧运动和有一定技巧性的复杂运动相结合，最能起到锻炼大脑的作用。规律的有氧运动包括快走、慢跑、游泳、瑜伽等，这些运动能让我们的心情平和愉悦，远离失眠的困扰，提升认知功能。有一定技巧性的复杂运动，包括球类、爵士舞、拉丁舞等，它们需要身体多个部位协调配合，有助于锻炼大脑的控制力。

假如人只有一半的大脑，会怎么样？

大脑包括脑干、间脑、小脑和端脑。在医学及解剖学上，多用“大脑”一词来指代端脑。我们这里所说的大脑，指的也是端脑。

人的大脑由两部分组成——左半球和右半球，左半球是左脑，右半球是右脑。研究人员发现，左脑和右脑对同一种刺激的反应是不同的。

假如将人的右脑麻痹，人就会变得特别兴奋，对别人的提问都能做出详细的回答，但说话的声音沙哑，发音不清，这个人的创造能力也会消失。

假如将人的左脑麻痹，结果正好相反，人的语言描述和创造力得以保留，但好的情绪消失，人处在哀伤的状态中，少言寡语。

由此可以看出，假如人只有一半的大脑，是不能很好地协调一致的。左脑充满活力与自信，右脑会使人保持在清醒的状态，两者缺一不可。

左脑和右脑其实并没有完全隔开，而是通过胼胝体相连接。胼胝体是一束神经组织，具有协调左右脑工作的功能，它的存在使得人的学习和记忆等活动能够成为现实。

科学放大镜 怎样科学用脑？

大脑是全身耗氧量最大的器官，占人体总耗氧量的1/4，因此氧气充足有助于提高大脑的工作效率，保持高度的注意力。大脑80%以上由水组成，大脑所获取的所有信息都是通过细胞以电流的形式进行传送，而水是电流传送的主要媒介。所以，在读书或做功课前，先饮一至两杯清水，有助于大脑运作；听听舒缓的音乐，对大脑神经细胞代谢十分有利；多读书多看报，能让你的大脑更加丰富起来；观察周围的事物，并注意及时往大脑中储存信息，然后加以记忆，能使思维更活跃。

人的大脑会下达错误的指令吗？

大脑是人的神经中枢，人的一切行为都要靠大脑的指令才能完成，那么，大脑会给人下达错误的指令吗？

有人说大脑会进行自我调节，它对我们传达的信息都是正确的，这样才会使我们的思路一直清晰。其实这种想法是不对的。大脑在受到外界干扰和超负荷运转时，就有可能给身体下达错误的指令。

我们有时会有这样的体验：明明脑中想着一件事，但嘴里说出来的却是另一件事。人的大脑会从眼睛、鼻子、耳朵和舌头等各个器官来收集信息，每天大概要处理一亿个左右的信息，如果我们加重了大脑的负担，这大量的信息就会使大脑无法正确地分析和处理，导致大脑对人体下达错误指令。

科学放大镜 用脑过度有哪些表现？

研究发现，用脑过度会出现头昏眼花，听力下降，耳壳发热，四肢乏力，嗜睡或瞌睡，注意力不能集中，记忆力下降，反应迟钝，出现恶心、呕吐现象等。

专家指出，若长期用脑过度不注意调整，可能诱发神经衰弱、失眠等疾病。因此，应该努力避免用脑过度的发生。

人没有记忆会变成什么样？

记忆是过去经验在头脑中的反映。这些过去的经验会以映象的形式存储在大脑中，在一定条件下，这种映象又可以从大脑中提取出来，这个过程就是记忆。

人们的记忆力不全是一样的，有的人记忆力好些，有的相对要差一点。造成记忆力不同的原因有很多，如遗传原因、营养原因、后天教育原因和锻炼原因等。

如果人没有了记忆，家人就不会认识我们，我们也不认识其他人，没有学习的能力，也无法对社会做出贡献。

人正是因为有了记忆，世界才能不停地向前发展，当然，记忆不是人类所特有的，有些动物和植物也是有记忆的。据说，在我国的南方，有一只过百岁的乌龟，在隔了几十年后，它竟然带着自己的子孙去原来喂养它的主人家去看望主人，这是一件多么不可思议的事情啊！

科学放大镜 大脑有记忆高潮吗？

一般而言，人的大脑有四个记忆高潮。清晨起床后，大脑经过一夜的休息，此刻学习一些难记忆而又必须记忆的东西较为适宜，这是第一个记忆高潮。上午8点至11点是第二个记忆高潮，此时体内肾上腺素分泌旺盛，精力充沛，大脑具有严谨而周密的思考能力。第三个记忆高潮是下午6点至8点，不少人利用这段时间来回顾、复习全天学习过的东西，加深记忆，分门别类，归纳整理。睡前一小时，是记忆的第四个高潮，利用这段时间对难以记忆的东西加以复习，不易遗忘。

人体内最小的单位是什么？

人体内最小的单位是细胞，不只是人，细胞是构成一切生物生命的基本单位。人体内大概有60万亿到100万亿个细胞，有些人听到这个数量会吓一跳，虽然人体内细胞数众多，但因其体积太小，人的肉眼是无法看到它们的。

人体内的细胞多种多样，有的呈柱状，有的呈六面体状，有的像窗户，比如红细胞像是中心凹陷下去的烧饼，神经细胞如细线一般。而细胞的寿命也各不相同，小肠内壁细胞仅能存活 36 个小时左右，红细胞却可以存活 120 多天。

虽然细胞的形状、寿命都不同，但它们却很精明，可以自己制造和储存能量，它们运转的速度比电脑还要快。

科学放大镜 细胞是由谁发现的？

1665 年，英国科学家罗伯特·胡克用自制的光学显微镜观察软木塞的薄切片，放大后发现一格一格的小空间，就以英文的 cell 为之命名。而这样观察到的细胞早已死亡，仅能看到残存的植物细胞壁，虽然他并非真的看见一个生命的单位，后世的科学家仍认为其功不可没，一般而言还是将他当作发现细胞的第一人。而事实上真正首先发现活细胞的，是荷兰生物学家列文虎克。

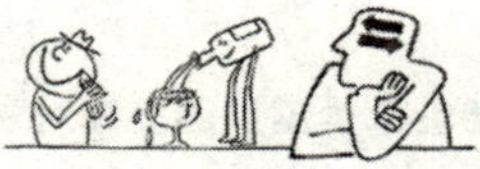

人体内到底有多少微生物？

研究人员发现，在人的身上一共寄居着 200 多种微生物，仅是口腔里就有 80 多种。人体就好比一个专门生产微生物的加工车间，每年我们的身体能生产出 1000 亿到 100 万亿个微生物。

我们的肠道中，每平方厘米就寄居着 100 亿个微生物；皮肤上，每平方厘米有 1000 万个微生物。此外，人的牙齿、喉咙和食道管也有非常多的微生物，这些地方微生物的数量甚至比其他地方的还要多。

我们的身体上还寄居着大量的螨虫，螨虫靠吃人的死皮肤细胞而存活，对人体的健康没有太大的影响。人体的身上还有很多的微生物就连科学家也叫不出名字，随着科学的发展，人体所呈现出来的奥秘将会更多。

科学放大镜 屁是如何形成的？

屁形成的道理很简单。人吃下去的食物，会在肠道菌群和微生物的作用下发酵、分解、腐败，接着就会产生一些气体，这些气体慢慢积累多了，就会刺激肠道蠕动。在肠蠕动的推动下，这些气体会经肛门排出，就成了屁。

为什么人一紧张心跳就会加快？

如果一个人突然要登台对众人讲话，他的心脏就会猛然加快跳动，他本人也能感觉到，这种心跳速度要比平时快很多。人为什么在精神紧张的情况下会心跳加速呢？

人处于紧张状态时，身体的某些反应就会自然而然地表露出来。科学家称，人体的这种反应，或许是在人类进化的过程中遗留下来的。这种紧张感与动物面对危险时的感觉相似。面对危险时，心脏会向身体的其他器官输送大量的血液，使得身体能面对即将发生的危险境况。这个时候，心脏的负担会加重，所以跳动就加速了。

科学放大镜 什么是心脏起搏器？

心脏起搏器又称心律调节器或电子起搏器，它是一种医疗器材，利用电击对心脏进行持续且有规律的刺激，使得心脏能够持续跳动。心脏起搏器适用于心跳严重过慢、心脏收缩无力、心搏骤停等病症的病人。

心脏为什么不像其他器官一样会得癌症？

很多人听到癌症两个字都感到非常可怕。人体内大多数的细胞都在不停地进行着新陈代谢，细胞不断地分裂和再生，这是正常的。但如果其中某一种细胞分裂繁殖得过度了，那就变得不正常了，这种细胞就是我们所说的癌细胞。癌细胞会不停地繁殖，进而影响和破坏其周边的组织。

可是，为什么人的心脏不像其他器官一样会得癌症呢？因为心脏的细胞与其他组织细胞不一样，心脏细胞在形成之后就停止了分裂，不会再分裂和再生，也就不会有细胞分裂混乱所产生的各种异常现象，因此也就不会有癌细胞的形成。这种永恒的细胞在医学界被称为“长命细胞”。

科学放大镜 保养心脏的食物有哪些？

保养心脏要注意合理的饮食，原则上应做到“三低”，即低热量、低脂肪、低胆固醇。具体来说，对心脏具有保养作用的食物有：燕麦、鲑鱼、鳄梨、橄榄油、坚果、莓子（蓝莓、黑莓、草莓等）、豆子、菠菜、亚麻籽、大豆、杏仁、人参、当归、薏仁、黑芝麻、黄豆等。

如果人只有一个肾，还能活下去吗？

人的腰部脊柱两侧，各有一个如蚕豆状的器官，这就是肾脏。肾脏内部有几百万个非常小的肾单位，肾单位一直处在将废物和废水从血液中去除，并将清洁后的血液送回血管的工作中。

人的肾脏具有生成尿液和排泄代谢产物的作用。机体在新陈代谢过程中会产生很多废物，绝大部分废物会在肾脏的作用下随尿液排出体外，从而达到维持体液平衡及体内酸碱平衡的状态。

肾脏就像是人体的过滤器，人如果没了肾脏，是无法继续存活下去的。但如果只保留一个肾脏，排泄和解毒的功能还会存在，人是能活下去的。有的人因病会切除一个肾脏，虽说肾单位减少了一半，但肾的排泄和解毒的功能仍处于正常状态，保留的肾脏会继续完成其所要完成的任务。

但需要注意的是，只有一个肾脏的人要注意身体的保养，不要过分劳累，作息要有规律，应该戒烟戒酒，养成健康的饮食习惯，少吃盐多吃清淡的食物，适当进行体育锻炼，增强自身的抵抗力。

科学放大镜 养肾的食物有哪些？

传统中医学把不同颜色的食物或药物归属于人体的五脏：红色入心，青色入肝，黄色入脾，白色入肺，黑色入肾。从而可见，黑色食物对肾脏具有滋养和呵护的作用。黑色食物一般含有丰富的微量元素和维生素，如我们平时说的“黑五类”：黑米、黑豆、黑芝麻、黑枣、核桃。

胆越大，胆量就越大吗？

我们常常听到“胆小如鼠”和“胆大包天”这样的

词，一个人的胆量真的与胆的大小有关吗？

胆囊外形看上去像个梨，它位于肝脏的下方，是一个黄绿色的小口袋。成年人的胆囊约有12厘米长、5厘米宽，能容纳50毫升左右的液体。

研究人员发现，人的胆量与胆的大小并没有任何联系。胆只是人体的一个重要脏器，它的任务是帮助消化。而胆量则是一个人的性格特征，它是在后天环境中慢慢培养出来的，它与一个人的亲身经历有着密切的关系。

科学放大镜 怎样预防胆结石？

对于那些容易得胆结石的人应该注意：

1. 每天按时吃三餐，尤其是早餐，更应合理和准时。

2. 多吃含纤维高的食物，少吃高热量的食物。

3. 合理减肥。

4. 进行适当的体育锻炼。

肺需要休息吗？

肺位于人的胸前肋骨下方，它是人用来呼吸的重要

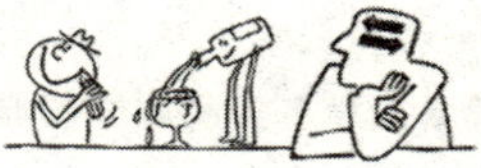

器官。通常情况下，人右边的肺要比左边的肺稍微大一些。肺一直处在不知疲倦的工作状态。

在肺部众多的支气管中，布满了非常多的“毛刷”，这些“毛刷”能帮助人们在吸入空气时将空气净化干净，将空气中的有害物质排出肺部，保证人体的健康。如果一个人处在空气污染程度较重的地区，而他的肺部中的“毛刷”停止了工作的话，那么后果是非常严重的。肺部一旦停止工作，人们就无法通过呼吸来得到身体所需的氧气。因此，无论我们是醒着还是在睡觉，肺部都一直处于工作中。

成年人每分钟呼吸 16 次到 20 次，一次吸进肺部的空气量约为 0.5 升，深呼吸的话可以吸入 4 升到 5 升的空气。

科学放大镜 两栖动物怎么呼吸呢?

两栖动物不仅能用肺部呼吸，它们还可以通过皮肤进行呼吸。两栖动物的皮肤很薄，并且光滑湿润，皮肤之上覆盖着一层黏性物质，皮表下是众多的血管。氧气在黏性物质处溶解，从那里进入到动物皮下的血管中。

肺活量真的是越大越好吗?

所谓肺活量，是指在不限制时间的情况下，一个人最大限度吸气后再最大限度地呼出气体的量。肺活量代表一个人肺部最大的技能活动量，是一个人生长发育水平的重要衡量指标。

我们在学生时代，学校组织的体检都会有测肺活量这一项，大家总是互相比，看谁的肺活量更大些。那么，肺活量真的是越大越好吗?

肺活量可以显示出一个人的心肺功能，可以查看其是否有呼吸阻塞的情况。一般来说，一个人的肺活量越大，说明这个人的供氧能力越强，比如专业的运动员们，他们的肺活量都非常大。但所有的事情都是相对的，并不是在任何时候肺活量大都是好事。比如在海拔较高的地区，肺活量大的人会因为氧气的稀薄而发生缺氧的情况，严重时甚至会有生命危险。

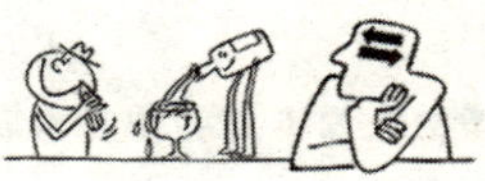

科学放大镜 提升肺活量的方法有哪些?

有关部门统计，大多数人只利用了自己肺活量的三分之一。肺活量低的人，在老年后更容易得气管炎、哮喘等病。我们可以积极地进行呼吸运动，使得肺部得到锻炼。具体方法是：用鼻孔吸气，令肺下部充满空气，吸气的过程要慢，要感觉到腹部慢慢地鼓起。接着继续吸气，使肺的上部也充满空气。然后屏住呼吸 5 秒钟。每天练习 10 分钟，一段时间后，就可以提升自己的肺活量。

胃被切除后，人还能消化食物吗？

食物在人体内的消化过程非常复杂，胃在这个过程中起到了重要的作用。但有的人因为疾病，不得不将胃切除。医生会以彻底治疗疾病为前提，尽可能地为病人保留残胃，虽然有一部分胃被切除了，但残胃会逐渐长大，差不多可以长到与之前的胃一样的大小，对消化食物影响不大。

如果胃部被全部切除，对消化会造成很大的影响，但身体的其他器官仍会帮助消化食物。胃的作用主要是碾磨食物和分泌消化酶，而肝脏和胰也能分泌许多消化酶，小肠能吸收食物中的营养，因此，即使胃部被全部切除，但只要流质或半流质食物进入肠道，小肠也可以将其消化和吸收的。

科学放大镜 吃什么食物养胃？

现代人的生活饮食不规律，经常吃大鱼大肉和刺激性的食物，对胃造成了伤害，所以平时应该从饮食上注意调理肠胃。应该多吃蔬菜补充纤维，多喝粥吃粗粮，多吃水果等。营养专家介绍，黑木耳、白菜、萝卜、土豆、板栗、黄豆等食物都利于养胃，可以适当多吃。

宰相肚里真的能撑船吗？

俗语说：“宰相肚里能撑船。”意思是说身为宰相的人心胸宽广，后指做人要有涵养和气度，要顾大局、有知识。很多人认为这句俗语只是一种夸张的说法，人的肚子中怎么可能放得下船呢？别急着下定论，我们一起往下看。

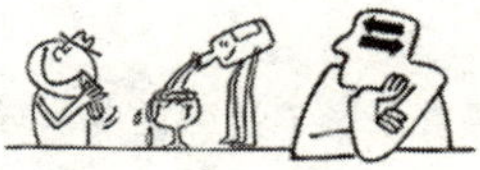

人的肚子中有人体最长的器官，那就是肠子，肠子中最长的是小肠，小肠全长为 5 米至 6 米，它能自如地伸缩。小肠盘在人的体内，它的内壁上有非常多的褶皱，有的褶皱还互相叠加在一起。如果我们将小肠拉直，那么小肠内壁总面积将达到约 200 平方米，这么大的面积，放一艘小船是完全没有问题的。

科学放大镜 肠道知多少？

肠道是指从胃幽门至肛门的消化管，它是消化管中最长的一段，也是功能最重要的一段。哺乳动物的肠包括小肠、大肠和直肠三大段。大量的消化作用和几乎全部消化产物的吸收都是在小肠内进行的，大肠主要浓缩食物残渣形成粪便，粪便最后通过直肠经肛门排出体外。

直肠是直的吗？

肠子是人的消化器官，它位于人体的腹部。肠子弯弯曲曲形成一个通道，其中的一个部分就是直肠，那么，直肠是直的吗？

其实直肠不是直的，它只是相对于其他那些弯曲且长的大肠、小肠而得名，直肠短而粗，弯曲程度没有那么厉害，人们为了将直肠与其他肠子区分开，便取了“直肠”这个名字。

直肠位于肠道的最末端，是人排便必须要经过的地方。直肠因为它的名字，所以容易被人误解为是一段直的肠子。直肠处在肛门上方，它不像其他肠子如管道般繁复，也不是弯弯曲曲地盘在肚子中，直肠只有两个呈直角的弯道。

科学放大镜 人体内的肠子有多长?

因人体内肠子的位置不同，长度也不同。从人死后解剖测量的数字来看，小肠长度可达 5 米至 6 米，大肠长度约 1.5 米，直肠约 15 厘米。解剖学家认为，每个人的肠子的长度都不一样，约为身高的 4 至 5 倍。

阑尾一点用处都没有吗?

阑尾是人体内回肠与盲肠交汇处的一条蚯蚓状突起，

有时阑尾会出现炎症，即阑尾炎。有很多人认为阑尾没什么用，它只是人在进化过程中遗留下来的没有用的肠子，而且还会发炎，引起疾病，所以很多人在得阑尾炎时，都做手术将其切除了。

但科学家经研究发现，阑尾在胎儿和青少年时期有着重要的作用。人在胎儿时期，阑尾出现了内分泌细胞，这些内分泌细胞会产生很多的生物胺、酞激素和对身体有益的化合物。

人出生后，少量的淋巴组织积聚在阑尾内，等人到了 20 岁至 30 岁时，淋巴组织量达到最高峰，之后呈下降趋势，等到了 60 岁之后就完全消失了。人类处于发育期时，作为淋巴器官的阑尾有助于 B 淋巴细胞的成熟。B 淋巴细胞是一种白细胞，能产生一种被称为免疫球蛋白的抗体。此外，阑尾还参与产生一种能直接帮助淋巴细胞移动到身体其他部位的分子。因此，我们最好不要轻易地将阑尾切除，阑尾还是有它的用处的。

科学放大镜 阑尾炎知多少？

阑尾炎是腹部的常见病、多发病。大多数阑尾炎病人能及时就医，获得良好的治疗。但是，若没有引起足够的重视或处理不当，则会出现一些严重的并发症。

阑尾炎的腹痛多开始于上腹部、剑突下或肚脐周围，约经6至8小时后，腹痛部位逐渐下移，最后固定于右下腹部。咳嗽、打喷嚏或按压时，右下腹都会疼痛。有这些症状，应该立即就近看医生，不要掉以轻心。

人的肚脐是怎么形成的？

胎儿在母体中不能自主进食和进行呼吸，因此，胎儿在其生长时所需的营养和氧气都是从母亲身上获得的。而负责传送营养和氧气的，正是连接着母体和胎儿的脐带，脐带具有非常重要的作用。通过脐带的连接，妈妈能将营养物质输送给婴儿，而婴儿在母体内产生的废弃物也会由脐带传到母亲的血管和肾脏中，最后会变成母亲的小便排出母体之外。

婴儿出生后，可以进行自主呼吸，也可以自己喝奶，从这个时候起，婴儿就不再需要脐带的帮助了，而医生会将新生儿的脐带绑起来剪断。过一段时间后，婴儿身上剩下的脐带就会自己脱落下来，而脐带脱后形成的痕迹就是我们的肚脐。

肚脐，俗称肚脐眼，是人体中唯一可以用手触摸，用眼睛可以看到的穴位，中医称之为“神阙”。从本质上来说，肚脐是胎儿出生后，脐带脱落后留下的疤痕。肚脐通常可以是一个小凹陷或是一个小突出，直径约为 1 至 2 厘米。

不只是人，一些动物也有肚脐。由母体直接产下幼儿，并以乳汁喂养后代的动物是哺乳动物，凡是胎生的哺乳动物都有肚脐。但卵生的哺乳动物则不同，如鸭嘴兽，虽然它也是哺乳动物，但因为是以产卵的方式生下后代的，因此不会有肚脐。

科学放大镜 肚脐能反应身体病症?

肚脐能反应人的许多病症，可以说，肚脐是人体的第二张嘴。它的改变，提示着内脏寒热的变化：肚脐颜色发白，没有光泽，可能是气血两虚，需要补充温性的补品；肚脐颜色发红，表示心火重，体内藏有热毒，需要排毒；肚脐颜色发黄，并有油性分泌物渗出，则是胃部或肝脏内郁积着湿热的征兆。

将肚脐中的脏物抠出来，肚子会疼吗？

有的家长会告诫自己的孩子，不要用手去抠肚脐中的脏物，不然肚子会疼。难道肚脐中的脏东西就不能清除了吗？

专家经研究指出，清除肚脐里面的脏物并不会引发肚子疼。从个人卫生角度来考虑，还是将肚脐内清洁干净比较好。肚脐中有由汗水、分泌物、灰尘等脏物积聚成的污垢，这些污垢留在肚脐里没有任何好处，将其清理干净才是明智的选择。

因为肚脐和肚子的内脏仅仅隔了一层薄薄的皮，所以千万不要用手用力抠或是用坚硬物体来挖，否则容易引起炎症的发生。我们在清理肚脐时，可以用温热的清水加中性沐浴液擦洗肚脐周围及肚脐眼以清除污垢，防止病菌滋生。由于肚脐不宜受凉，建议洗肚脐时用温水，并在洗完后及时擦干。

科学放大镜 腹痛的病因有哪些？

腹痛的病因极为复杂，包括炎症、肿瘤、出血、梗阻、穿孔、创伤及功能障碍等。因腹痛到医院看病时，要把腹痛的部位、性质、加重或减轻的诱因及伴随症状清楚地告诉医生，对医生尽快正确地了解病情有帮助。在没有弄清楚腹痛原因之前，忌服止痛药或麻醉药，以防导致诊断困难，延误病情。

人有尾巴吗？

很显然，现在的人们没有尾巴，但这并不代表人类的祖先没有尾巴。大家知道，人是由猿进化来的，人本来该有尾巴的，但它跑哪去了呢？

我们的祖先是有尾巴的，但在进化过程中，尾巴的功能被四肢和语言等所取代，依靠尾巴表达的信息也被其他方式所替代，因此尾巴就慢慢地消失了。虽然人的尾巴不见了，但人身体后面仍有一个尾骨存在，这大概就是人类以前有尾巴的证明。

动物的尾巴是其主要的平衡器官，比如豹的尾巴可以令其在奔跑时保持身体平衡；鸟儿的尾巴除了能保持身体平衡外，还可以改变其飞行的方向。

科学放大镜 尾骨有用吗？

尾骨是人类进化后的“尾巴”所残留的部分，虽然看起来很不起眼，但也是人体的重要“部件”。事实上，尾骨对支撑人体内脏的骨盆肌起一种固定作用。截去尾骨的人有一大半都有内脏下垂现象，脊柱也容易出现问题。

一滴血流遍人的全身要多久？

人有肺循环和体循环两条循环途径，它们通过心脏连通在一起，使人体内形成一条完整的循环途径。当血液从心脏的左心室出发，最后再回到右心房时，血液刚好走完全身的循环途径。

人处在平静状态下时，血液在人体内循环一周所用的时间，可以通过人体的血液总量、心动周期和每搏输出量大致地计算出来。我们以一个成年人为例，定其体重为 60 公斤，总血量为 4500 毫升，心动周期为 0.8 秒，每搏输出量是 70 毫升，其血液循环一周所需时间与某一滴血走完整个循环路线所需时间是一致的，大概要 50 多秒钟。如果考虑到一些人的每搏输出量大一些，体内总血量少些，再将储备血量等因素排除掉的话，体内血液循环一周也要 40 多秒才能完成。

科学放大镜 血液是如何形成的?

人体内的血液，并不是由母体血液流入胎儿血管先天带来的，而是自己体内产生的。在胎儿早期发育时，在其胚胎体内部，就逐步产生了自己的造血中心。人体血液中所有不同的血细胞，都是来自于肝脏、骨髓和胸腺里的始祖细胞——多能干细胞及由此移行的定向干细胞。

心脏一天要输送多少血液?

心脏处于不停地跳动中，反复进行着收缩和扩张的动作，将含有氧气和养分的血液输送到人体的各个器官，以保证它们的正常运转。人在安静时，心脏跳动的次数为每分钟 70 次左右，而心脏每次跳动所输送出的血液量大约为 80 毫升，虽然心脏每次输送出去的血液看起来不多，但如果累计起来，总量还是相当可观的。

心脏每次输送出 80 毫升的血液，而一分钟心脏跳动大概为 70 次，也就是说一分钟心脏输送出去的血量为 5600 毫升，这么算下来的话，每天心脏要输送出 8000 升的血液，相当于 40 桶汽油那么多，重量能达到 8 吨。若是一年算下来，就有 3000 吨，如果一个人活到 80 岁，则这个量能达到 24 万吨之多。由此可见，人的心脏担负着多么大的工作量。

此外，心脏细胞在形成后不久就停止分裂，这也就是说，心脏是以同一批细胞为组员，没有轮班、没有休息地工作着。

科学放大镜 动物的心脏都一样吗？

动物的心脏是不一样的，哺乳类动物和鸟类有二心房与二心室；爬虫类动物也有二心房与二心室，但二心室之间未完全分隔；两栖类动物有二心房与一心室；鱼类则只有一心房与一心室。

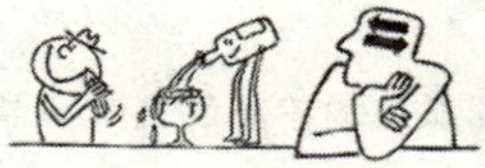

白血病是指人的血液变成了白色吗?

我们在看电视时或许会了解到有白血病这种可怕的病，那么白血病到底是一种什么病，莫非是人的血液都变成了白色吗？事实上，白血病是造血功能方面的疾病，并非血液变成了白色，这种病的特点是血液内会产生过量的白细胞，而影响到正常的血细胞的生成和正常造血。

人的血液里的红细胞、白细胞和血小板在正常情况下维持在一个稳定的比例下，在这种情况下，人能健康地生活下去。但假如造血细胞出现了问题，它就会不断地克隆出很多不成熟且无细胞核的白细胞。这种白细胞属于幼稚细胞，不具备抗感染的功能，和正常的白细胞有很大区别。此外，这种白细胞还会反过来抑制红细胞和血小板的生成，进而影响到人体的其他器官。

科学放大镜　如何预防白血病的发生?

1. 避免过多接触对人体有害的放射线，从事放射工作的人要做好防护措施，孕妇和幼儿更应该注意不要接触放射线。

2. 对氯霉素、保泰松和一些抗病毒、抗肿瘤的药物要慎用，避免长期使用或滥用。

3. 避免接触致癌物质，对那些在工作中能接触到酚、氯苯、硝基苯、香料、药品、农药、合成纤维、合成橡胶、塑料、染料生产过程的，要注意避免接触有毒物质。

人的血管为什么看上去是青色的?

大家都知道，人的血液是红色的，那为什么人的血管看上去是青色的呢?

其实，我们透过皮肤所看到的血管是静脉血管，因为静脉血管本身是红黑色的，透过皮肤，再与血管周围皮肤对比，就会形成颜色的偏差，令其看起来是青色的。

假如我们用白色的纸将血管周围的皮肤覆盖起来，再看血管，血管呈现的便是皮肤的颜色。研究人员解释说，人在看东西时，经常会受到周边颜色的影响，因为受到血管周围皮肤颜色的影响，所以感觉静脉血管是青色的。

科学放大镜 人体的血管有哪几类？

血管是生物运送血液的管道，依运输方向可分为动脉、静脉与微血管。动脉从心脏将血液带至身体组织，静脉将血液自身体组织带回心脏，微血管则连接动脉与静脉，是血液与组织间物质交换的主要场所。

人的血液颜色为何深浅程度不同？

人的血液总的来说是红色的，但颜色的深浅程度却不尽相同，这是为什么呢？

人的血液深浅程度取决于血液中血红蛋白与养分的结合程度。人的静脉中，因为血液的养分含量不多，血红蛋白与氧分结合程度较弱，所以血液颜色会比较深，呈现出的颜色为暗红色。但人的动脉中的血液养分含量较多，血红蛋白与养分充分结合后就会使血液的颜色淡化，所以动脉中的血液呈现出的颜色为鲜红色。

血液颜色的深浅还会受到其他因素的影响，如人在吃过东西后，血液的颜色会变深，喝水后血液的颜色会变浅。

如果人的表皮受到外伤，流出的血液为暗红色，说明身体里有些小毛病，可能是体内的养分不足，从而影响到了人身体中的某些器官。相反，如果伤口流出的血为鲜红色，则说明我们的身体基本是健康的。

科学放大镜 动物的血液都是红色的吗?

动物的血液的颜色并不都是红色，其中，人和脊椎动物的血是红色的，蚯蚓的血是玫瑰红色的，虾的血液是青色的，河蚌的血液是蓝色的，有种蜗牛的血是透明的，有的蜘蛛和昆虫的血是绿色的……

血浆和血液有什么关系?

血浆和血液听起来都和血有关，他们之间到底有着什么不同，两者又具有怎样的关系呢?

其实，血液和血浆是包含与被包含的关系。血液是流动在心脏和血管内的不透明红色液体，主要成分为血浆、血细胞。血细胞有红血球、白血球和血小板。

血液中去除血细胞后，余下的部分就是血浆。血浆是一种半透明的淡黄色稠状液体，其中 90%左右是水分，其他 10%以溶质血浆蛋白为主，并含有电解质、营养素、酶类、激素类、胆固醇和其他重要组成部分。血浆的主要作用是运载细胞，它能帮助人体进行新陈代谢，为人体提供所需的养分。

科学放大镜 人失血多少会有生命危险?

一般健康人如果一次失血不超过总血量的10%，对身体影响不太大。当一次失血超过总血量的20%时，就会对健康有严重影响；一次失血超过总血量的30%时，便会危及生命。血液在心血管内循环流动，遍及全身，它保持着整个身体与外界环境间的联系，也维持着各器官组织间的相互联系，对维持生命起着重要作用。

人饿了肚子为什么会咕咕作响?

人们在感到饥饿的时候，肚子会发出咕咕的响声，仿佛是肚子在告诉人们到了吃东西的时间了。为什么人在饥饿时肚子会响呢?

有人说，肚子里的响声是胃部发出的。当胃部缺少食物时，就会通过咕咕的响声来提醒人们该吃东西了，于是人就会感到饥饿。其实不是这样的。

人每天吃完饭后，胃要用 4 个小时到 5 个小时的时间来消化食物，等将食物全都消化掉后，胃部就会开始剧烈地收缩。我们在吃东西的时候，会或多或少地将一些空气吞进胃部，因此胃部在收缩的时候会挤压到这些空气，于是肚子就发出了咕咕的响声。

科学放大镜 胃酸是怎么回事？

胃酸是指胃液中分泌的盐酸。人的胃部持续分泌胃酸，胃酸在人入睡前的几小时分泌最多，清晨醒来之前分泌最少。胃液中的胃酸能杀死食物里的细菌，确保肠胃的安全。此外，胃酸对于消化食物起着重要的作用。

打嗝是怎么回事？

人体内有一个被称为横膈膜的器官，它位于人的胸部和肚子之间。横膈膜在大脑的指令下，会上下来回地波动，而肺部也会随着横膈膜的波动进行收缩和扩张运

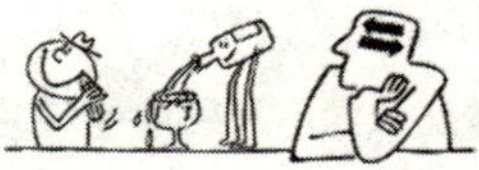

动，这样才能保证我们正常地呼吸。

当我们吃东西过快过饱时，横膈膜就会兴奋起来，此时的横膈膜不能正确地执行大脑发出的命令，甚至会做出与大脑命令相反的行为。横膈膜在这种状况下，会不受控制地进行收缩，空气被快速地吸进肺部，声带间的裂隙突然变窄，使得咽喉部发出“嗝”的声音，这就是我们平时所说的打嗝。因此，打嗝是因为横膈膜太过兴奋，导致其产生了与大脑命令相反的行为，但打嗝也具有保护我们身体的功能。

如果打嗝不止，可以试着将身体弯腰至 90 度，然后大口喝下几口温水。因胃部离膈肌较近，温水可从内部温暖膈肌，在弯腰时，内脏还会对膈肌起到按摩作用，缓解膈肌痉挛，达到止嗝的目的。

科学放大镜 打嗝是什么原因引起的?

引起打嗝的原因有多种，一般是由于饮食过饱引起的。当受到外界物质，如生化、物理刺激时，也容易引起打嗝。发生打嗝时不要心焦气燥，若因吃得过饱过急而打嗝，数分钟内可自动缓解。若因慢性病导致打嗝，在解痉、加强胃动力治疗后也无大碍。在打嗝时不要服冷饮，也不要做剧烈运动。

人在饥饿时，为什么忍一忍之后就不那么饿了？

我们在忙于工作或其他事时，有时会错过吃饭的时间，当忍过饥饿后，会发觉不像之前那么饿了。这是为什么呢？

研究表明，人对味道、温度、饥饿的感觉都是一种习惯，就是说当一个人习惯了或适应了某一件事，反应就没有那么强烈。饥饿的时候忍一忍，习惯后，饥饿感就会降低。

有人用饥饿法来减肥，这是行不通的，会有损身体健康。因为饥饿会使得器官活动强度降低，如心跳减缓、呼吸变浅、肌肉活动力下降，人体总的物质代谢水平降低，不利于身体机能的正常运转，甚至会引起疾病。

科学放大镜 有的人为什么没有饥饿感？

人没有饥饿感主要有以下原因。一是胃肠有毛病。胃肠中有痞块、气滞、宿便、火毒、血瘀等都会导致食欲下降，即中医上讲的气血亏虚。二是吃的食物过于精细。长期食用不易消化分解的高脂肪、高蛋

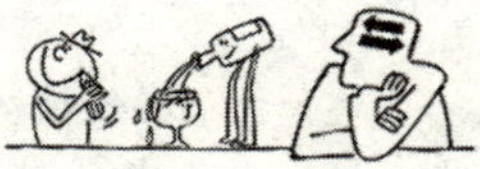

白、高糖分、高能量的食物，再加上不爱运动，使能量和营养物质消耗很少，使人体需要的能量养分不缺少。三是忧思伤脾。大脑长期思考不高兴的事情，血液大量地供应大脑去思考，消耗了人体大量的营养，流向脾胃的血液就会减少，造成消化功能下降，蠕动减缓，就出现不思饮食的现象。

吸了很多空气，为什么肚子感觉不到饱？

空气和食物都会进入人的身体里，但人吃完食物后会有饱的感觉，可就算吸了再多的空气也不会感觉到饱，这是为什么呢？

当我们吃完食物感觉到饱时，说明胃里已经装满了食物，而且这种感觉已经传达给了大脑。但空气进入人体后，大部分会进入肺部，而且进来后马上又会出去。正因如此，我们吸了很多的空气也没有饱的感觉。

需要说明的是，进入人体内的空气并不是全都到达了肺部，有少许空气会进入胃里。当我们吃东西过快时，空气会随着食物一起进入胃中，而这些空气最终会随着屁一起被排出体外。

科学放大镜 吃得太多也能得病吗？

人们经常会有吃撑的时候，长期吃得太多，会造成肥胖，并容易得胃病和肠道疾病。而肥胖又可能会引发心血管疾病、高血压、糖尿病、脂肪肝、动脉硬化、胆囊炎等，再加上由此带来的并发症，可能会达上百种疾病。所以人们一定要合理地有节制地安排饮食。

喜欢吃酸的食物的孕妇就会生儿子吗？

人们常说“酸儿辣女”，意思是说如果孕妇喜欢吃酸的食物就会生男孩，喜欢吃辣的食物则会生女孩，其实这种说法是没有科学根据的。

孕妇之所以喜欢吃酸的食物，是因为在怀孕后，孕妇的胎盘会分泌出一种叫做“绒毛膜促性腺激素”的东西。这种激素会抑制胃酸的分泌，使胃酸量减少。因为消化酶活性降低了，会影响到肠胃的消化和吸收功能，孕妇便会产生恶心、呕吐等反应。酸的食物可以刺激胃液的分泌，还能提高消化酶的活性，增加人的食欲，利于食物的消化和吸收，所以酸的食物受到很多孕妇的欢迎。

从营养学角度分析，孕妇适量地吃些酸的食物，利于母体和胎儿的健康，能保证其营养所需。此外，酸的食物能使食物分解为能量。这些才是孕妇喜欢吃酸的食物的原因。

科学放大镜 酸性食物是指味道酸的食物吗？

很多人以为酸的食物就是酸性食物，其实是不对的。判断食物的酸碱性，并非根据人们的味觉，而是根据食物进入人体后所生成的最终代谢物的酸碱性而定。鱼、肉、米饭、酒、砂糖等都是酸性食物，海带、蔬菜、水果、豆腐等都是碱性食物。从营养的角度看，酸性食物和碱性食物的合理搭配是身体健康的保障，酸碱食物的比例建议为2∶8。

人要是不喝水会怎么样？

我们都知道，人是离不开水的，水是生命之源，不仅是人，水是一切生物赖以生存的基本。无论是动物还是植物，只有依靠水才能健康地活下去。人类体重的 70%是水，一个人可以几天不吃东西，但不能几天不喝水。

人如果失水达到 10%到 20%时，很有可能会危及生命。一般来说，人体内的水每 18 天就会更换一次。我们可以一个星期不吃饭也不至于饿死，但如果一个星期不喝水肯定会渴死。这是因为，一个星期之内，人可以借助肝脏储存的肝糖原和皮下脂肪来给人体补充所需的能量，所以不至于饿死，但如果身体失水严重，就会造成电解质紊乱、血液浓缩和肝功能障碍等不良后果，当人体失去了 20%的水分后，就会被渴死了。

科学放大镜 纯净水和矿泉水有什么区别？

纯净水又称净水或纯水，是一种纯洁、干净，不含杂质和细菌，又符合生活饮用水卫生标准的水。纯净水是通过电渗析器法、离子交换法和蒸馏法等加工方法而得到的，它被密封在容器内，是无色透明的液体，可以直接饮用。市面上卖的太空水和蒸馏水都属于纯净水。

矿泉水是从地下深处自然涌出或经人工发掘出的未经污染的地下矿泉水，它含有一定量的矿物盐、微量元素和二氧化碳气体。矿泉水是在地下深层循环形成的，含有国家标准规定的矿物质及限定指标。

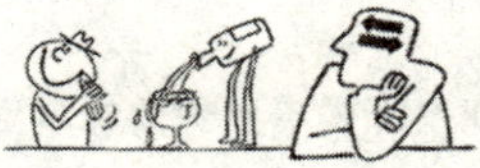

人处在倒立状态还能喝水吗？

或许有人认为，因为重力的原因，人在倒立时，水是不能进入人的肚子的，其实这种想法不正确，人在倒立时是能喝水的。但是倒立喝水似乎不符合常理，人们都说“水往低处流”，但是为什么现在“水能往高处流”了呢？到底水在人体内发生了什么神奇的变化呢？

事实上，食物和水在进入消化系统时，主要是依靠两个力量，一个是地球本身的重力，另外还有一个重要的力量，就是食管肌肉的力量。

当我们在吞咽食物和水时，食管会蠕动，而这种蠕动是依靠食管中的肌肉完成的。食管肌肉纤维的排列呈内环形和外纵形两层，这两层肌肉在吞咽食物时协同运动，产生波形蠕动，从而使得食管向下收缩，也就是往胃部收缩，这样就使食物和水能够顺利到达胃部。

有资料显示，食管的蠕动波约长 2～4 厘米，速度为每秒 2～5 厘米，所以成年人自吞咽开始至蠕动波到达食管末端约需 9 秒的时间，而流体物质速度就很快，水一般 1 秒就可到达食管末端。

除了食管肌肉的力量和重力作用，我们在吞咽食物和水时本身也有一个下咽的力量，三种力量一起作用，食物和水就能顺利从食管进入胃部了。

科学放大镜 人在倒立时食物会不会反流？

人胃部的入口是贲门，贲门的周围有括约肌。人在吃东西时，因咽部和食道受到刺激，通过神经反射能让括约肌松弛，贲门开放，食物就能顺利进入胃部。而人在不吃东西时，贲门是闭合的，因此就算是人处在倒立状态，也不容易引起胃里的食物倒流到食管，也就不会出现“水往低处流”的现象。

人老了就尝不出咸淡了吗？

人吃东西能品尝出酸、甜、苦、咸等味道，是因为舌头上有味蕾。正常成年人约有 1 万多个味蕾，绝大多数分布在舌头背面，尤其是舌尖部分和舌侧面，口腔的腭、咽等部位也有少量的味蕾。在儿童时期，味蕾分布较为广泛，随着年龄增长，舌头上的味蕾约有 2/3 逐渐萎缩，造成角化增加，味觉功能下降。高烧、感冒、舌溃疡等疾病之后，人常常会感到口淡而无味。

“人上了年纪，就尝不出咸淡”，这句话是有一定道理的。人从 45 岁之后，舌头上的味蕾开始逐渐萎缩，数目也慢慢变少，对味道的感觉大不如前。研究人员发现，人在一生中，最先感觉不到的味道是咸味，接着是甜味。

科学放大镜 舌头有哪些味觉？

人的舌头的味觉主要是酸、甜、苦、咸四种，至于涩、辣等味觉，是由那四种味觉组合而成的。感受甜味的味蕾多分布在舌尖；感受酸味的味蕾在舌的两侧后半部分比较多；感受苦味的味蕾集中在舌头根部；感受咸味的味蕾在舌尖和舌头两侧的前半部分。除了味蕾以外，舌和口腔还有大量的触觉和温度感觉细胞，在中枢神经内，把感觉综合起来，加上嗅觉的参与，就能产生多种多样的复合感觉。

如果人没有了舌头还能咀嚼吗？

人身上最强韧有力的肌肉就是舌头，它是口腔底部向口腔内突起的器官。舌头不但可以尝出食物的味道，还能帮助牙齿进行咀嚼。在舌头的不停搅拌下，食物能被咀嚼得更为细小。

除此之外，舌头还能将被嚼碎的食物与唾液一同送往食道。如果人没有了舌头，在咀嚼东西时就要不停地摇头晃脑，吞咽食物时要像鸟那样将脖子后仰才行。大家可以试想一下，这样的场面有多滑稽。没有了舌头，人既不能尝出食物的味道，也不能正常进食。

舌头还具有控制气流的功能，在舌头的帮助下，人能更好地唱歌和说话。我们还可以通过观察舌头来了解一个人的身体状况，舌头可以说是人体健康的晴雨表。

科学放大镜 动动舌头也能防衰老?

舌头的各个部位都与内脏各部位相对应，大家平时多动动舌头，可以加强内脏功能，有益于消化，防治衰老。具体做法是：头部上仰，下巴伸展，嘴巴张开，舌头轻轻地伸出，停留 2 至 3 秒钟，反复做几次。

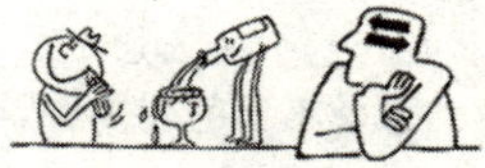

人的屁竟然和香水有联系？

听上去屁和香水应该是两个完全不着边的东西，它们之间会有联系吗？但经过仔细分析它们的成分后，或许我们会得到不一样的答案。

我们知道，屁的主要成分为氢气、氧气、氮气、二氧化碳和沼气等。通常情况下，屁是无色无味的，但我们平时吃的东西会影响到屁的成分。如果我们摄入了过多的肉类，肉里的蛋白质就会在胃里分解并产生吲哚和粪臭素，同时胃中的氢和硫还会结合产生硫化氢，这些都是臭味的源头。吲哚和粪臭素具有大便的臭味，硫化氢闻上去有臭鸡蛋的味道。

但有意思的是，吲哚单独存在时，竟然是制作香水的原料。少量纯净的吲哚具有花的香味，如果我们将人的屁中的吲哚收集起来，并兑上一定的水后，就能制作出具有香味的香水了，这是不是很神奇呢？

科学放大镜 如何试香水？

在选购香水之前，一般都要试香水，试香水也是很有学问的。我们可先将香水喷洒在手腕处或试香纸上，等香水干了之后再闻。好的香水会有三个阶段的香味，由前味、中味、后味三个部分组成，所表现出来的是具有继承性的感觉。

试香水时最好不要空腹，否则会引起恶心感。

人如果忍住屁不放会怎么样？

人在吃食物时，由于消化道正常菌群的作用，产生了较多的气体，这些气体随同肠蠕动向下运行，由肛门排出，便形成屁。排出时，由于肛门括约肌的作用，有时还会产生响声。放屁其实就是将体内所聚集起来的气体排出体外的过程。

由于人类的嗅觉对屁的气味特别敏感，所以，大庭广众之中，尽管有人偷偷放屁，仍能被人们迅速发觉。

人如果忍住屁不放，一部分的屁就会溶在血液中，最终以尿液的形式排出去，另一部分则会成为气体，随着人的呼吸，从肺部排出体外。屁虽然很臭，但放屁是一种正常的生理需要，如果人要是总忍着屁不放，是对健康不利的。长时间不放屁的人，有可能是肠胃出了问题。但是如果放屁过于频繁，且太臭的话，也是身体不健康的表现，要及时去医院检查才行。

科学放大镜 放屁多少与什么有关？

屁的多少与人们的饮食有关。有些人爱吃洋葱、生姜、生蒜、薯类、甜食、豆类和面食，由于这些食物含有可产生大量氢和二氧化碳、硫化氢等气体的物质，所以食后往往会废气大增，不断放屁。此外，屁的多少还与人的消化机能强弱有关。消化不良时，肠道细菌发酵快，容易产生气体而使人排屁。

为什么人在尿一半时很难停下来？

通常来说，人能够灵活自如地控制自己的身体，例如像抬腿、闭嘴、原地跳这样的动作都可以轻松地做到。但不知道大家注意过没有，当人在尿尿时，中途是很难停止的，这是为什么呢？

原来，这都是括约肌松弛造成的。括约肌是分布在人和动物体某些管腔壁的一种环行肌肉，它通常都是收紧的，当括约肌接收到大脑下达的指令后才会松弛下来。我们在尿尿时，控制尿道的括约肌会松弛下来，这样才能使原来存储在膀胱中的尿液排出体外。即使括约肌的张弛是由大脑控制的，可一旦开始了排尿的过程就很难自由地控制括约肌了，因此要想在尿到一半时停下来，是非常难的。

科学放大镜 人体主要有哪些括约肌?

除了尿道与膀胱交界处的括约肌外，人体的一些部位也有括约肌。

胃出口处的幽门括约肌：它能限制每次胃蠕动排出的食物量，并防止十二指肠内容物逆流入胃内。

回肠末端与盲肠交界处的回盲括约肌：它能防止回肠内容物向盲肠排放；防止回肠内容物过快地进入大肠，延长食糜在小肠内的停留时间，利于小肠内容物的完全消化和吸收，并阻止大肠内容物向回肠倒流。

肛管处的括约肌：它对肛管起着极其重要的括约作用，损伤将导致大便失禁。

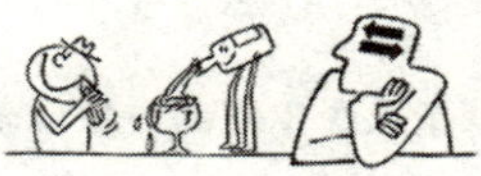

男人和女人谁更能憋尿？

人的肾脏里的尿液会通过输尿管到达膀胱，膀胱是人的尿液在排出体外之前最后待的地方。膀胱壁的肌肉具有很强的伸缩能力，当有大量的尿液聚积在膀胱时，膀胱会变大。

人在感觉到想要小便时，通常都可以再憋一段时间。膀胱一般可以储存 0.3 升到 0.5 升的尿液，当膀胱壁被拉伸开，其最多可以储存 0.7 升左右的尿液。

人的膀胱拉伸幅度不同，就男人和女人来说，男人的膀胱要比女人的大，而男人控制膀胱出口的肌肉也比女人的发达，所以男人比女人更能憋尿。

如果不是特殊情况，当我们想要小便时一定要及时去厕所，憋尿对身体不利。尿液属于人体要排泄的垃圾，长时间憋尿会导致小腹疼痛。

科学放大镜 尿液如何形成？

血液流经肾小球时，血液中的尿酸、尿素、水、无机盐和葡萄糖等物质通过肾小球过滤到肾小囊中，形成原尿。当原尿流经肾小管时，原尿中对人体有用的全部葡萄糖、大部分水和部分无机盐，被肾小管重新吸收，回到肾小管周围毛细血管的血液里。原尿经过肾小管的重吸收作用，剩下的水和无机盐、尿素和尿酸等就形成了尿液。肾小管形成的尿液经肾髓质、输尿管到达膀胱，最后经尿道排出体外。

人的尿液可以做成火柴吗？

1699年，有一位德国人认为尿液之所以呈黄色，是因其内部有黄金存在，于是他将尿液进行提炼，虽然没有发现黄金，但却找到了一种可以在黑暗中发光的物质——赤磷。

许多年之后，英国的药剂师将涂有赤磷的纸密封在玻璃试管中，只要轻轻敲下试管的外壁，里面的纸就会烧起来，这就是火柴最早的雏形了。

后来，有人将赤磷、硫黄和氯酸钾涂抹在了小木棒上，并将小木棒浸了胶水，形成薄膜，在使用时，只需在粗糙表面将薄膜擦掉就可以使其点燃。

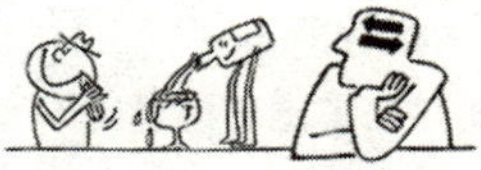

科学放大镜 尿液有哪些颜色?

正常的尿一般呈现淡黄色，但当人体泌尿器官或其他系统出现问题时，人的尿就会有红、黄、棕、绿、蓝、白、黑等多种颜色。一般情况下，尿液颜色改变的同时，还会有相关的症状。虽然尿的颜色可以告诉我们一些疾病，但是也不能看到其颜色改变就惊惶不安，因为尿液颜色与饮食、服药也有关系。最常见的是大量进食胡萝卜时尿呈亮黄色；服中药大黄，可使尿色深黄如浓茶样。

为什么小时候尿床，长大后就不尿床了?

很多人小时候都尿过床，看着院子里晾着的“画”有“地图”的被子，会觉得很不好意思。但随着年龄的增长，尿床的现象就消失了，这是为什么呢?

一般情况下，5 岁以下健康儿童，由于身体发育不健全，排尿神经反射弧建立不牢固，在夜间熟睡时，尿液会自动排出，随着生长发育，这种现象可自行停止。

除了上述这种正常的情况外，有些小孩还会突然性尿床。科学家经过研究发现，小孩子的突然性尿床，其实是他们对于感到寂寞的一种表达，主要原因为家长可能在忙家务或忙其他的事情，而没有在他们身边陪伴，孩子感到了寂寞和孤独，就出现了突然性尿床的现象。有的家长在看到小孩子尿床后，会对其进行训斥，这时，有些小孩子就有可能从突然性尿床转变为精神官能性尿床。若是家长能长时间陪伴在孩子身边，他们这种尿床的现象就会消失。

如果小孩 6 岁以后还经常性尿床，如每周 2 次以上并持续达 6 个月，医学上就称为遗尿症。若发现孩子有此症状，家长要及时带孩子去医院检查治疗。

科学放大镜 怎样预防儿童遗尿？

家长要教育并督促孩子养成睡前排尿的习惯；白天不要让孩子太疲劳或太兴奋；睡前给孩子按摩背部或让孩子听舒缓的音乐；平时要和孩子多沟通，鼓励孩子。

孩子的饮食不宜过咸或过甜，忌食生冷；晚餐少进汤粥、饮料及高蛋白食物。

从粪便能看出一个人是否健康吗？

粪便是人的排泄物之一，它也是人体新陈代谢的一个重要环节。我们能从粪便看出一个人是否健康吗？答案是肯定的。

想知道难以直接见到的肠内的情况，最有效的方法就是观测排出的大便。大便就像镜子，可以照出肠内环境，借此了解我们的健康状况。

身体健康与肠道健康息息相关，而肠道健康又与大便的情况密切相关。一方面，通过观察大便的形状、颜色、气味等情况，便可以判断肠道是否健康。如果大便不正常，就要高度重视，做好肠道调养，谨防疾病发生。另一方面，通过观察大便的细节变化，也可以判断我们的肠道调养效果到底如何。

科学放大镜 你了解粪便吗？

一说到粪便，人们马上会觉得又脏又臭，其实，粪便还是种庄稼的较好的有机肥料呢。

粪便的 1/4 是水分，其余大多是蛋白质、无机物、脂肪、未消化的食物纤维、脱了水的消化液残余，以及从肠道脱落的细胞和死掉的细菌，还有维生素K、维生素B等。

为什么我们吃的食物颜色各异，排出的大便颜色却相差不多呢？

米饭和面是白色的，青菜大都是绿色的，而橙子是黄色的……我们所吃的食物颜色不同，但为什么排出的大便颜色却差不多呢？

原来，大便的颜色与人吃下去的食物的颜色并没有太大关系，而是与胆汁分解的色素有关。胆汁是肝脏分泌出来的汁液，它储藏在胆囊中，具有辅助消化和促进脂肪分解的作用。胆汁在经过由肠道内的细菌分解后就会形成胆色素，因为胆色素的颜色为金黄色或黄褐色，所以，当食物进入肠道后，就会被染上黄色。但肠道有时会出现蠕动过快或过慢的情况，蠕动过快时，胆汁还来不及被分解成胆色素，大便就会呈现出与食物相近的颜色；而蠕动缓慢时，胆色素就会浓缩，大便就呈现出较深的褐色。

科学放大镜 便秘怎么办？

首先，应分析便秘的原因，调整生活方式，应养成定时排便的习惯，戒烟酒，避免滥用药。有便意时需及时排便，避免抑制排便。其次，饮食要均衡，适量增加膳食纤维，多饮水。再次，应进行适量的运动，可配合步行、慢跑和腹部的按摩。

能从一个人的脸型看出他是否会打呼噜吗？

一个人打呼噜，说明他的气道要比正常人的狭窄。白天，人处在清醒状态时，咽喉部肌肉收缩，令气道保持通畅和开放，不会发生堵塞情况。但在晚上睡觉时，神经的兴奋程度降低，肌肉松弛，咽部受到堵塞，使得上气道塌陷，当气体通过狭窄部位时，引起了震动，就会发出鼾声。

研究人员发现，我们能通过观察一个人的脸型来看出他是否会打呼噜。鼻翼较厚，鼻子大、嘴巴像外侧咧开、嘴唇较厚的人，晚上睡觉时打呼噜的可能性很高。

上下牙长得不齐、有双下巴、脖子较粗、体型较肥胖的人，也容易打呼噜。

很多人认为打呼噜是一种很普遍的现象，因此不重视，还认为打呼噜是睡得香的表现，实则不然。打呼噜对身体是有害的，它会造成大脑、血液缺氧，诱发高血压、心脏病等疾病。如果有打呼噜的症状，要及时去医院检查治疗。

科学放大镜 如何减轻打呼噜的症状？

选择一个合适的枕头，将虎口向上握拳，枕头的高度等于竖着的一拳高为宜；睡觉采取侧卧位，这样松弛的肌肉会倾向一边，比较不会堵住呼吸道；睡前尽量不要饮酒，不要喝浓茶、咖啡，也不要服用安眠药以及抗过敏药物，因为这些物质会使呼吸变得浅而慢，并使肌肉比平时更加松弛，导致咽部软组织更容易堵塞气道；养成定期锻炼的习惯，减轻体重，增强肺功能。

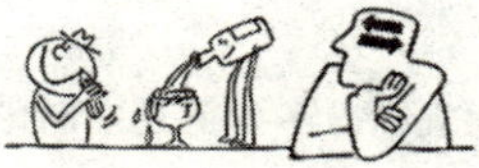

换了床，人就睡不着觉了吗？

很多人会有这样的体验，外出旅游住在宾馆，或是到亲戚家留宿时，会有失眠的情况，大家认为这是因为换了床，所以睡不着。

科学家经过研究发现，这些情况下，人睡不着的原因其实跟床没有太大关系，主要是因为换了枕头的原因。

枕头的高度会影响到人的睡眠，人若是躺在比较低的枕头上，背部肌肉能得到放松，但喉咙的肌肉会变得紧张；若是枕头较高，则背部肌肉变得紧张，喉咙的肌肉得到放松。每个人都习惯于自己长期睡的枕头，枕头的材质、触感、高度、气味都熟悉了，一旦换了不一样的枕头，就很容易出现失眠的情况。因此，要想换了地方也能睡得好，最好将自己的枕头带上，这样可以免受失眠的折磨。

科学放大镜 真的是高枕无忧吗？

俗话说：“高枕无忧。”其实不然，高枕使颈椎过于前曲，颈部软组织过度紧张、疲劳，易发生落枕，久而久之还会造成颈部的骨骼出现形态上的改变。使用高度合适的枕头更利于颈部的血液循环，为大脑提供足够的氧气，睡醒后大脑更清醒，精神更饱满。

裸睡和穿着衣服睡觉，哪种更暖和？

很多人喜欢裸睡，尤其在冬天，觉得裸睡要比穿衣服睡觉更暖和，这是错觉还是事实呢？实验证明，裸睡确实比穿衣服睡觉要暖和。

穿着衣服睡觉，被窝里的温度比较稳定。若是裸睡的话，被窝里的温度会在一段时间之后开始上升，其原因在于，棉被会将被子里的水分和人体散发出来的热气吸收掉。人在裸睡时，体温的热气会被棉被所吸收，棉被的温度就会升高。人要是穿着衣服睡觉，人体的热气会被衣服吸收，衣服不会将热量散发出去，因此被窝里的温度比较稳定。

如果你睡觉时怕冷，那么可以尝试裸睡，而且裸睡能使身体自然放松，令血流通畅，还可以改善手脚冰凉的情况，能帮助人进入深层睡眠。

科学放大镜 什么样的睡眠才是最好的？

睡眠应该是一种无意识的愉快状态。睡眠时间因人而异，成年人平均每天睡眠时间为 8 小时，但其实足够的睡眠不是从时间上的多少来分别，而是视乎能否达到熟睡的状态。专家建议的睡眠时间一般应维持 7 至 8 小时，视个体差异而定。如果入睡快而睡眠深、一般无梦或少梦者，睡 6 小时就可完全恢复精力；而入睡慢而浅，睡眠多、常多梦者，即使睡上 10 个小时，精神仍难清爽，应通过治疗，以获得有效睡眠，单纯延长睡眠时间对身体无益。

人体内真的有瞌睡虫吗？

影视作品《西游记》中，孙悟空随手拔下几根毫毛就可以变出许许多多的瞌睡虫，这些瞌睡虫附着在谁的脸上，谁就会在短时间内呼呼大睡。那么，世界上真的有瞌睡虫存在吗？那些容易犯困的人是因为体内有瞌睡虫吗？

人体内也有“瞌睡虫”存在，只不过它不是什么虫子，而是一种潜藏在人脑内特殊的物质——睡眠肽。当人感到疲倦时，体内组织就会分泌出睡眠肽，睡眠肽和脑的特定部位结合后，就会发出要睡觉的信号，人就会睡着。而在我们熟睡的过程中，睡眠肽又会被脑细胞分泌的酶所分解，人就会醒过来，这样反复循环后，就形成了人晚上睡觉、早上起床的作息规律。

科学家研究发现，睡眠肽不仅存在于人体内，很多哺乳动物的体内也含有睡眠肽。当科学家将人工合成的睡眠肽注入实验动物的体内时，就算动物处于清醒状态，也会在短时间内呼呼大睡。

科学放大镜 打瞌睡有危害吗？

一般人都有过打瞌睡的经历，除了因为空气不流通、屋内缺氧、长期睡眠不足等原因外，也可能是身体正发出警示讯号。打瞌睡除了会让人精神无法专注，记忆力减退之外，甚至会造成安全上的隐忧，如果边开车边打瞌睡，是非常危险的。如果打瞌睡的频率过于频繁，就要及时找医生诊治了。

站着打瞌睡为什么不会摔倒？

很多上班族会有这样的体验，早晨上班途中，因为还有困意，会在公交车或地铁上站着打瞌睡。但不知道大家注意到没有，就算是站着打瞌睡或看上去已经睡着的人，即便身体随着车摇晃得很厉害，也不会突然摔倒在地上，这是为什么呢？

原来，在人的耳朵深处的内耳中，有一个被称作“半规管”的器官，名字奇怪的它具有维持人身体平衡的重要作用。人体内耳中有三个半规管，当人体失去平衡的那一瞬间，三个半规管会马上发挥其作用，令身体本能地恢复到安全的姿势上。三个半规管相互垂直，三度空间可谓面面俱到，所以任凭你的身体或头部处于任何姿势，三个半规管都可以照顾得到。也正是因为有了三个半规管的存在，人们在公交车或地铁上站着打瞌睡时，才不会摔倒。

科学放大镜 内耳在哪里？

内耳位于耳朵的最深处，被颞骨包围着。内耳可分成两个部分：一个叫做耳蜗，是听觉器；另一个叫做前庭，是平衡器。因此内耳又叫做平衡听觉器。

人为什么会打哈欠？

打哈欠是人类的一种正常反应，特别是在深夜或是劳累时，我们常常会哈欠连天，那么，人为什么会打哈欠呢？关于打哈欠的原因，有不同的解释。

有人认为打哈欠是为了给大脑降温。原来，当困意来袭时，人的大脑思路会渐渐变得迟钝，为了调整人体的这种状态，大脑就会下达打哈欠的命令。人在打哈欠时会吸入一些空气，这些空气能降低鼻腔内的血管温度，当相对来说温度较低的血液进入人的大脑时，大脑会在低温血液的刺激下保持清醒的状态，以达到良好的运作效果。

也有人认为打哈欠是表示身体缺氧了。人体通过打哈欠的深呼吸运动使血液中增加氧气，排出更多的二氧化碳，从而提高大脑的活动能力，使人精力更加充沛。同时，打哈欠也是提醒人体，表示大脑已经疲劳，需要休息了。

还有人认为，人打哈欠是原始祖先传下来的，是为了露出牙齿向别人发出警告。蜷伏在草丛里的蛇，常常打完哈欠再行动；水中的河马也会先打个哈欠，之后再从水中走出来。

无论哪种说法是对的，总之，打哈欠是人体的一种本能反应，它像心跳和呼吸一样，不受人的意志所控制。打哈欠对保护脑细胞，增加脑细胞的供氧，提高人体的应激能力具有良好的作用。

科学放大镜 打哈欠时为什么会流眼泪呢？

人在打哈欠时嘴会张得很大，而此时面部、舌头和咽喉部位的肌肉收缩，口腔和鼻腔的压力随之增大，鼻腔内压力的升高会阻止鼻泪管排泄泪水。等人们打完哈欠时，面部就会放松下来，这个时候鼻泪管会再次通畅，于是眼泪就流出来了。

人一直不睡觉的话会怎么样？

科学家通过实验得知，如果人一直不睡觉，会造成非常严重的后果，对身体非常不利。睡眠对于人来说非常重要，人的一生当中，有1/3的时间是在睡眠中度过的。

人为什么要睡觉呢？其原因在于，人在睡觉时会分泌生长激素，能够修复白天受损的细胞并制造新的细胞，使人的身体再次处于活力之中。此外，睡眠可以让大脑得到休息，令聚积在体内的二氧化碳等废物排出体外，为迎接第二天的学习和工作创造条件。如果人一直不睡觉，就如同一台一直在运转而得不到保养和休息的机器，随时可能会出现严重的故障。

新生儿每天要睡20个小时左右，婴儿睡眠时间逐渐缩短，至2岁时约睡9至12个小时。成年人的睡眠时间因人而异，通常为6至9小时不等，一般认为7小时至8小时是合适的。

儿童的生长速度在睡眠的状态下会加快，这是因为在睡眠中，血浆生长激素可以连续几个小时维持在较高的水平，因此，儿童要保证充足的睡眠才能健康地成长。

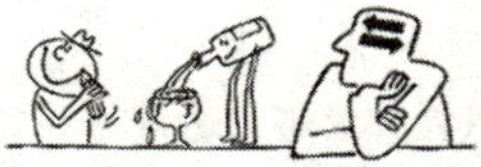

科学放大镜 应该如何午睡？

午睡可以消除疲劳，调节心情，是人体保护生物节律的一种方法。午睡时要注意以下几点：不要饭后立即午睡，长期这样会引起胃病，也影响睡眠质量；午睡以右侧卧的姿势最好，这样可以减轻心脏负担，利于食物的消化；午睡时间不宜过长，以30分钟至1小时为宜。

人在睡觉时为什么会流口水？

口水在医学上被称为唾液，它是无色透明、有泡沫、稍浑浊的液体。人的唾液分泌量和尿量差不多，每天平均约为1500毫升。人在睡觉时流口水可能与以下情况有关：

1. 睡觉姿势不当，如趴在桌子上睡觉、侧卧位睡觉等都会引起流口水。

2. 口腔内如果有炎症，会促进唾液的分泌。如果口腔被细菌感染了，感染处有很强的痛感，就很容易流口水。

3. 牙齿畸形也是人在睡觉时容易流口水的一个原因，

尤其是凸面型牙齿畸形的人，睡觉时嘴部很容易张开，进而流出口水。

4. 口腔内不卫生，牙缝和牙面上有食物的残渣，容易发生龋齿等疾病，这些不良因素会在人睡觉时刺激口腔分泌唾液。

5. 神经调节障碍也是在睡觉时流口水的诱因。唾液分泌是靠神经反射来调节的，但如果神经调节发生障碍，就会出现睡觉时流口水的情况。

科学放大镜 如何防治睡觉时流口水？

要想防治睡觉时流口水，首先要注意口腔卫生，养成早晚刷牙、饭后漱口的习惯。也可请口腔科医生诊治，采用洁治疗法，去除牙石，服用维生素C及B_2等药，消除牙龈炎，减少不良刺激等。

为什么睡“回笼觉”会感到舒服？

周末休息时，很多人在起床后喜欢回到床上再睡上一觉，这就是睡“回笼觉”，为什么大家会觉得睡“回笼觉”很舒服呢？

实验证明，早上的“回笼觉”属于浅睡眠，它不同于深度睡眠，两种睡眠给人的感觉很不一样。深度睡眠时，人可能什么都感觉不到，但“回笼觉”这种浅睡眠，人的听觉和视觉可感觉到周围的环境，让身体处在一种游走于梦境和现实之间的快感中。晚上睡觉不正常时，如晚睡、加夜班、失眠等，睡“回笼觉”是必要的，会让人觉得很舒服。

但“回笼觉”睡多了对身体是有害的。上了年纪的老年人，在晨练后最好不要睡“回笼觉”，这样会使身体感到不适；睡“回笼觉”会打乱人的正常作息规律，使人的生物钟发生紊乱，造成“白天不好睡，晚上睡不好”；经常睡“回笼觉”会降低人的记忆力，容易造成反应迟钝，体质也会变差，使人容易生病。

科学放大镜 什么是深度睡眠？

深度睡眠是睡眠的一部分，是指入睡以后大脑不进行活动的深度休息，也被称作“黄金睡眠”。在人睡觉的这一个晚上，先进入浅睡眠然后自然进入深睡眠，然后又是浅睡眠然后又是深睡眠，来回交替直到醒来。人在浅睡眠时可能会做梦，但深睡眠时不会。

感冒是因为衣服穿得少吗？

很多人认为感冒和穿衣服多少有关，但其实穿衣多少只是患感冒的影响因素之一，人会感冒大多是因为病毒在作祟。科学家发现，感冒和鼻子有很大的关系。

鼻子的主要功能是给即将进入肺部的空气加温。人体内的血管将血液导向鼻腔内，会使鼻子吸进的冷空气变得温暖。但当气温变得较低时，身体便会调整状态以抵御低温，血液就会从鼻腔流到身体各处，以此避免热量的流失。

感冒病毒一直生活人的鼻腔内，它们一直处在与人体免疫细胞的对抗中，当感冒病毒发现了鼻腔内血液的变化后，就会向人体展开攻击。因此，冬天内鼻腔内的血液供应减少时，人抵御病毒的能力就会大大降低，感冒病毒就会趁机作乱，人因此便容易患上感冒。

科学放大镜 青少年如何预防感冒？

第一，营养均衡。青少年处于生长发育阶段，对营养素的需要量相对较多，营养不足会降低抵抗力，

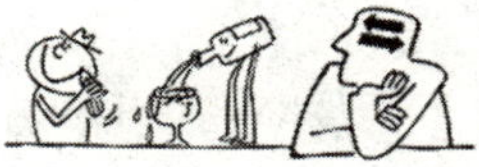

所以一定要做到营养均衡。第二，多喝水。多喝水可以促进身体的新陈代谢，提高抵抗力。第三，多晒太阳，补充钙质。第四，多到户外运动，多呼吸新鲜的空气，少到人多的场所。第五，保证充足的睡眠。

感冒和流感是同一种病吗？

感冒可分为普通感冒和流行性感冒，而我们常说的感冒即普通感冒，俗称“伤风”；流感是流行性感冒的简称，两者虽然名称相似，但它们的病原及流行特征却有所不同。很多人将感冒和流感看成是同一种病，其实这是不对的。

普通感冒是由病毒和细菌引起的上呼吸道感染，它是一种很普遍的呼吸道疾病。普通感冒初期，鼻咽部会出现发干情况，病人会不停地打喷嚏，并出现流鼻涕、鼻塞等症状，身体发热一般不会超过 39℃。普通感冒较流行性感冒传染性要弱得多，一般在受凉、淋雨、过度疲劳后，因抵抗力下降，才容易得病。所以普通感冒往往是个别出现，很少像流行性感冒流行时，病人成批出现。

流行性感冒是由流行性感冒病毒引起的一种急性呼吸道传染病，传染性强，发病率高，发病快，病人的体温会在短时间内迅速上升。病人会出现打战、头痛、全身酸痛无力等症状。流行性感冒病毒可通过空气飞沫快速传播，另外，人与人之间的接触或与被污染物品的接触也可以传播。

科学放大镜 如何预防流感?

一是保持室内空气流通，流感高峰期避免去人群聚集场所；二是咳嗽、打喷嚏时应使用纸巾等捂住口鼻，避免飞沫传播；三是经常彻底洗手，避免脏手接触口、眼、鼻；四是流行期间如出现流感症状及时就医，并减少接触他人，尽量居家休息；五是加强户外体育锻炼，提高身体抗病能力；六是注意根据气候变化增减衣服。

细菌对人有什么益处吗?

在整个微生物界，细菌是一个庞大的家族，虽说种类众多，但因其体积极小，我们用肉眼是看不见它们的，只能借助光学显微镜才能看到它们的庐山真面目。

说起细菌，我们总是先想到疾病，这是因为有很多

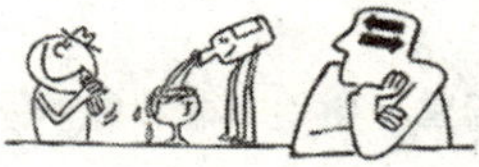

疾病都是由细菌引起的，比如结核杆菌、伤寒杆菌、破伤风杆菌等，这些病菌对人体是有害的，所以人们谈到细菌通常会感到厌恶。

事实上，并不是所有的细菌都对人体有害。在人们的生活中，正是因为某些细菌的存在，才让人们更好地生活下去。人们可利用谷氨酸棒状杆菌来制造味精，用乳酸菌来制作酸乳，用苏云金杆菌来制造杀虫剂，用甲烷菌来生产沼气，以及借助某些细菌来冶炼金属、净化污水和制作使农作物增产的细菌肥料等。

只要有生命存在，细菌就一定相伴而行，它们就像是人体内的居民一样，在一些器官或组织内住下来，有自己的生存空间。

科学放大镜 细菌能识别身份吗？

2010年3月，据《中国日报》报道，美国科学家近日发现，生长在每个人手上的细菌是独一无二的。警方通过辨识它们，同样可以获得破案线索。科学家还发现，在室温条件下，手上的细菌离开人体还可以存活两周左右，能够被采集。而指纹经过这么长时间则很难提取。另外，细菌繁殖力非常强大，即使我们用杀菌力超强的香皂洗手，它们也能在几小时内死灰复燃。

人具有像树木那样的“年轮”吗？

我们从年轮能看出树的年龄，如果说人也有“年轮”，恐怕很多人都不相信。其实人确实有“年轮”，但它是我们用肉眼无法看到的。

人的“年轮”存在于双手和大脑中，需要用检测设备才能捕捉得到。人的手共有 28 块骨头，其发育具有时间界限，通过 X 光机可以看到人手骨的发育情况，从而能得出人的年龄，即我们常说的“骨龄”。体育界经常用这种方法来选拔运动员，此外，警察在破案时以及科学家在考古研究时，也会用到这种方法来确定人的年龄。

人的脑中也有年轮，它能用音波来测定。当音波的频率与人的年龄相吻合时，就会出现特殊的反应，这种反应通过电脑的处理，就能判断出一个人的具体年龄。

科学放大镜 骨龄能预测儿童的身高吗?

骨龄和儿童身高之间有着极其密切的关系，各年龄阶段的身高和成年后的身高具有高度的相关性，所以，根据一个人当前的骨龄，是可以预测出他还可能长多高的。这种身高预测虽有一定的科学依据，但不可避免会有误差存在。

人在太空中会老得更快吗？

宇航员在太空中飞行时，要面对的主要问题就是失重。长时间的太空生活，会让人患上太空运动病，会出现头晕、恶心、呕吐等症状，这些症状会在宇航员返回地面后逐渐消失。但有一个难题人们必须要面对，那就是骨质疏松症。人的骨骼为适应地球的生活，产生了一种“反地球引力”的机能，但这种机能会在进入太空后消失。

长期失重会使人的肌肉出现萎缩，骨骼中的矿物质减少，甚至会造成骨骼的永久性损伤，容易出现骨折现象。失重还会对脑部产生影响，使脑垂体分泌激素的数量减少，削弱了人体的新陈代谢和免疫能力，而这些都会引起人的衰老。因此，人在太空中会比在地球上更容易变老。

科学放大镜 中国宇航员在太空吃什么？

中国宇航员在太空吃的食品有十几种，虽然不如餐馆里的食物色香味俱全，但这些食物的营养、口感、食用的方便性，以及卫生的标准都是很高的。我们生活中吃馒头或面包时，掉点渣并不要紧，但是飞船在轨运行的时候因为是微重力环境，若面包渣掉下来便会飘浮起来，可能会对宇航员的健康造成一些危害，所以宇航员吃的食品都是一口就能吃进去的，不会掉渣，而且含渣量很少，营养价值高，能量高。

男人和女人，谁的寿命更长？

一般来说，女人要比男人健康，更少生病，所以女人的寿命要比男人长。男性一般出现心脏疾病或中风的时间比女性早约 10 年。在百岁老人中，女性数量占85%，而男性只有 15%。

男性的细胞里，有 X 染色体和 Y 染色体，而女性只有一对 X 染色体。巧的是，具有免疫力的基因正好在 X 染色体上，这就使得女性生病的概率要低于男性。而且男性有吸烟、喝酒等习惯，接触的有害物质要比女性多，所以总的来看，女性要比男性更长寿。

人的情绪和心理状态也对寿命产生着影响，男性要比女性的社会责任更大，他们所面临的压力就更大。精神常处于紧张和焦虑中，这使得男性容易得一些疾病，时间长了，就会影响到男性的健康，其寿命也会受到影响。

科学放大镜 世界上最长寿的生物是什么？

2005 年，英国科学家在英国芬得克里夫兰郡的地下发现了玛士撒拉虫，它是世界上最长寿的生物。玛士撒拉虫是一种细菌，经过分析鉴定，这些依然活着的细菌的寿命为 2.6 亿年。

人被点穴后真的无法动弹吗？

在武侠题材的影视作品中，经常能看到两个高手在比武时，若其中一个人点中另一个人的穴位，被点中穴位的人就无法动弹了。影视作品中这种被人用手指所点中的地方被称为穴道，也叫做穴位。穴道即经络、脏腑气血流通的主要部位，多为密集的神经末梢或是较粗的神经纤维处。

现实生活中，点穴的功夫确实存在，人被点中了不同的穴位，会有酥、麻、痛、痒等不同的感觉，但效果不像影视作品中那么夸张，不会被点穴后就无法动弹。

如果人身体不舒服，中医师会根据不同的病情在不同的穴道上进行针灸或推拿治疗。通过对穴位压痛情况的检查，中医师可以诊断病人的病情。当我们用力按压腋下的中府穴时，可以检测出肺部是否有疾病；如果用大拇指指肚前端按压小腿肚的承筋穴，可以缓解人腿部抽筋的现象。中医中的穴道按摩对于缓解疲劳、强化体质很有帮助。

科学放大镜 人体有多少个穴位？

目前国家标准经穴显示：人体周身有409个穴位名，830个穴位，其中有60个单穴，770个多穴。即409个穴位名中，一名多穴的有349个，共770个穴位；一名单穴有60个，共60个穴位。全身共显示830穴位。

标准穴位显示有：十二正经两侧穴位618穴，加任督单穴52穴，加经外穴160穴，共830穴，不包括反射区。

植物人有感情吗？

植物人分很多种：有的处在完全无意识状态；有的会有一点意识存在；还有一些植物人，其身体的某些部位会做一点点简单的动作，但意识不清。植物人大都需要靠输液来维持生命，只有少数的人可以在别人的帮助下进食几种食物。

其实，植物人是没有感情的，之所以这样说，是因为他们身体里主管思维的部分已经死亡，或是在很长时间内停止活动，只有非自主的那部分还活动着，如呼吸系统和循环系统。

也许有的人会说，有些植物人能睁开眼睛和露出微笑呢，难道他们也没有感情和意识吗？虽然这些植物人有这些表现，但也不能说明他们就有了意识或是清醒的。因为人的睡眠、觉醒和眼球运动等活动是不受大脑控制的，这些活动可以在意识丧失的情况下发生。

科学放大镜 植物人有哪些临床表现？

1. 病人对疼痛刺激有时有屈曲性逃避反应，但随意运动丧失。病人不能自主活动或改变体位，需躺在床上，由别人护理和照顾。

2. 病人眼睑可睁开，眼球呈现无目的活动，不能说话，无法理解语言。

3. 自主进食能力丧失，无法表达自己饥饿与否。

4. 大小便失禁。

试管婴儿是在试管中长大的吗？

很多人以为试管婴儿是在试管中长大的，这种认识是错误的。人的生命是从受精卵开始的，受精卵发育成胚胎，最终长成胎儿。通常来说，这个过程都是在母体中完成的，但有些男性的精子和女性的卵子不能结合，此时就要借助医疗手段，于试管内完成人工授精。

试管婴儿的意思就是说，在体外让卵子受精，并发育成胚胎。医护人员会给试管营造一个稳定的环境，使受精卵能在此环境中健康地生长、分裂和发育，几天之后，就会形成早期的胚胎。等胚胎形成后，医生会将其谨慎地放入到妈妈的子宫中，经过 10 个月的孕育，新的生命就诞生了。

现在世界范围内试管婴儿的成功率在慢慢提高，平均为 20%至 30%，情况好些的地方可达到 40%至 60%。

科学放大镜 世界上第一个试管婴儿何时诞生？

世界上第一个试管婴儿是于 1978 年在英国诞生的，是 Steptoe 博士和 Edwards 教授共同研究的成果，被称为人类医学史上的奇迹，Edwards 教授也因此在 2010 年获得诺贝尔医学奖。

人体真的会自燃吗？

人体自燃指的是一个人的身体没有与外界火种接触而自动燃烧的现象。人体真的会自燃吗？也许有很多人不相信，但世界上还真的有关于人体自燃的新闻报道。早在 17 世纪的医学报告中，就出现了关于人体自燃的记录。

1949 年 12 月的一天，美国的一名 50 多岁的妇女，在家中因自燃而身亡。警察在现场勘查时发现，被烧得面目全非的尸体处于房间的地板上，但屋内的其他物体却都完好无损，屋内的壁炉没有使用过的痕迹，在屋中没有找到任何形式的火种。当时美国的媒体是这样报道的："这位可怜的妇女在燃烧时应该像个火球一样，可是她身上的火焰却没有烧着家里的任何东西。"这件事可以说是震惊了世界，直到现在，案件的原因都没有查清。

科学放大镜 什么是燃点？

燃点又称着火点，是指将物质在空气中加热时，开始并继续燃烧的最低温度。气体、液体和固体可燃物与空气共存，当达到一定温度时，与火源接触即自行燃烧。火源移走后，仍能继续燃烧的最低温度，即为该物质的燃点。

如果人类继续进化，会变成什么样？

进化是自然选择的结果。人类是由古猿进化而来的。在几百万年前，人类祖先的大脑只有现在人类大脑的一半大，但骨骼和肌肉却比现在的人强壮很多。有人推测，如果人继续进化下去，人的大脑可能会继续变大，甚至

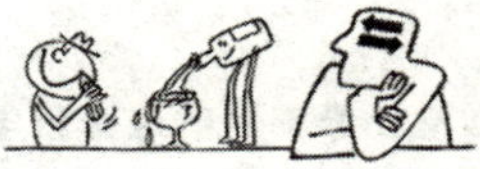

会增大一倍。但因为机械化程度的提高，一些长期不用的器官会渐渐退化，以至消失，比如盲肠。而人的身体有可能会变得更为脆弱。

但这都只是推测。从人类近几千年的变化来看，虽然人处在变化中，但这种变化却不明显，在未来，人的变化或许只是身体健康程度发生改变和生命长短的变化。

科学放大镜 什么是活化石？

活化石是指一些延续了上千万年的古老生物，同时代的其他生物早已绝灭，只有它们独自保留下来，生活在一个极其狭小的区域。在中国，被誉为“活化石”的树种有：银杏、水杉、银杉、水松、穗花杉、珙桐、香果树等；被誉为“活化石”的动物有：大熊猫、中华鲟、扬子鳄等。

为什么有的人唱歌犹如天籁，而有的人唱歌却声音沙哑？

有的人唱歌会发出天籁般的声音，但有的人唱歌却声音沙哑，究竟是什么原因造成了这样的不同呢？

人发出的声音是否好听，就像乐器一样，也是由共振决定的。科学家对世界级歌唱家的喉咙进行了研究，发现气流在经过这些歌唱家的声带时，与经过不会唱歌的人的声带一样，发出的是并不好听的噪音。

声带的震动和悦耳的谐音共同构成了美妙的歌声，其中一方面，是由人的生理结构所决定的，比如牙齿、下巴和鼻窦的形状和密度；另一方面，是由于一些人对其咽部形状能做到熟练地调节。

那些天生就能唱出动听歌曲的人，大部分都具有很好的骨骼和口咽形状。而对咽部形状的调节，是可以通过后天的努力练习而做到的，因此有些人通过后天的练习，也可以唱出优美的歌声。

科学放大镜 海豚音是海豚发出的声音吗？

海豚音并不是指海豚发出的声音，而是指一些像海豚一样发出的在人类听频范围外的高音调超声波。当然，人的声音是无法发出超声波的。所以，海豚音用来泛指人类发出的极高的音调。海豚音也是至今为止人类发声频率的上限。

音乐能治疗人的疾病吗?

音乐确实可以治疗人的某些疾病，这和人体自身的结构有着很大的关系。人体是由有规律的振动系统构成的，简单地说，就是人的脑电波、心脏和肺部的收缩、肠胃蠕动和神经的活动等都具有一定的节奏。当身体内的节奏出现了异常，用相匹配的音乐可以让各个器官的震动节奏协调起来。

当音乐声响起时，适当的声波会有规律地振荡，这能使人体内的细胞产生和谐的共振，对细胞能起到神奇的按摩作用。另外，音乐还可以刺激大脑皮层，令其处于兴奋状态，这样可以缓解人的精神压力，消除紧张和疲劳感，增强人体的免疫力。

虽然音乐只有七个音符，但它却能演奏出各种各样的曲子，而这些曲子能使人产生不同的感受。当我们听到悲伤的乐曲时，忧伤感就会由心底而生；而当我们听到慷慨激昂的乐曲时，精神上会受到很大的鼓舞和激励。

科学放大镜 音乐治疗已成为一门学科？

1940年，音乐治疗在美国卡萨斯大学正式成为学科。经几十年的发展，音乐治疗已成为一门成熟完整的边缘学科，已经确立的临床治疗方法多达上百种，并形成了众多的理论流派。在美国有近80多所大学设有音乐治疗专业，培养学士、硕士和博士学生。

人如果不出汗会怎么样？

天气炎热时，人就会流汗，出汗正是人体为了调节体温而出现的正常反应。炎热的夏季，气温高，人的体温也会跟着升高，当人运动量过大或从事体力工作时，就会产生热量，因而需要排汗。此外，排汗还能帮助人们将体内的废弃物和毒素排出体外，利于人的健康。

若是人不出汗，体内的热量是无法散发出去的，人的体温就很难降下来，容易引起中暑等疾病。另外，不出汗也不利于人体的毒素排出体外，对健康不利。

人的皮肤每天要排出600毫升到700毫升的汗液，通过汗液的蒸发，人可以避免体温上升过快，让身体处于稳定的状态中。

虽然出汗是生理调节，但大量出汗而补液不足，将导致脱水，因为体内的水分和盐分有可能处于失衡的状态，因此，出汗过多时，最好喝一些淡盐水，以达到及时补充水分和盐分的目的。

科学放大镜 汗液的成分是什么？

汗液是由汗腺分泌的液体。一滴汗液里，98%至99%的成分是水，1%至2%为少量尿素、乳酸、脂肪酸等。

为什么说吸烟等于慢性自杀？

在生活中，我们经常能看到“吸烟有害健康”“吸烟等于慢性自杀”这样的宣传标语，下面我们就来看看吸烟是如何危害人的身体的。

吸烟对心脏的影响。人吸入了香烟中的一氧化碳，会使血液吸收氧气的能力降低，而香烟中的尼古丁会使心跳加快，血压升高，减弱心脏的承受能力。研究人员发现，在30岁到50岁之间的吸烟者，其心脏发病率非常高，是不吸烟者的5倍之多。而戒烟成功的人相比戒烟前，心脏发病的概率下降一半。

吸烟对脑部的影响。吸烟会诱发多种脑部疾病，会减缓循环脑部的氧气和血液，使脑部出血或鼻塞，以致人出现麻痹、智力衰退和中风的情况。吸烟会导致脑部的血管发生痉挛，使血液容易凝结，这也正是中风的原因，而吸烟者中风的概率要比非吸烟者高出2倍以上。

吸烟对口腔的影响。吸烟会诱发口腔癌和喉癌。香烟中的焦油会产生热量，这种热量会使唾液腺发炎并损害味蕾，味觉能力会大大降低，继续发展的话就有可能导致口腔癌。而烟气会使喉部的温度从37℃增加到42℃，这会使喉部黏膜出现轻度烧伤的情况，如果情况严重，就会导致喉癌。

吸烟对肺部的影响。吸烟会使支气管上皮细胞的纤毛变短，继而发生运动障碍，并降低抵抗力，使肺部容易感染。吸烟容易诱发肺癌，肺癌中有90%是吸烟所致。

二手烟的危害。吸烟者在受到吸烟危害的同时，二手烟也对非吸烟者产生着影响。非吸烟者长期处在二手烟的环境中，会增加得肺癌和心脏疾病的概率。如果儿童与吸烟者同住，其呼吸系统很容易受到感染，会出现咳嗽、痰多、肺部发育减缓等情况。

科学放大镜 戒烟后身体能找回健康吗？

吸烟是百害而无一利的，但是戒烟后多数的危害还是可以逆转的。因为吸烟对人体的危害是一个缓慢发展的过程，只要及时地戒烟就可能一定程度或完全消除这种危害。所以，为了自己和家人的健康，请吸烟者尽早开始戒烟吧！

为什么人喝茶也会醉？

人喝酒会醉，喝茶也会醉。有些人在连续喝过几杯浓茶后，会出现过敏、失眠、头痛、恶心等症状，这是因为咖啡碱摄入过量所造成的，人们将这种情况称为“茶醉”，而致醉的物质就是茶叶中的咖啡碱和氟化物。

人在饮茶过量或喝过浓的茶后就容易出现茶醉现象，其具体表现为血液循环过快、呼吸急促、代谢功能紊乱等，严重的还会出现肌肉颤抖、惊厥和抽搐等情况，要马上送往医院进行救治。此外，茶叶中还含有大量的氟，氟如果在人体聚积过多，会出现慢性中毒的情况，其症状为牙齿缺失、牙齿颜色改变、全身关节疼痛、浑身无力、骨骼变形等。

喝茶要掌握好度，如果出现了醉茶的情况也不要过于惊慌，可以冲一杯温糖水喝下去，或是吃些甜点或糖果，过一会儿后，醉茶所产生的不适感就会慢慢消失。

科学放大镜 茶有哪些种类？

茶根据加工方法不同，一般分为绿茶、红茶和乌龙茶三大类。绿茶是未经发酵制成的茶，如西湖龙井、碧螺春、竹叶青等。红茶是经过全发酵而制成的茶，如祁红、滇红、英红等。乌龙茶也叫青茶，是指经过半发酵的茶，如铁观音、大红袍等。

成年人的身高是固定不变的吗？

一般来说，男性在 20 岁至 24 岁、女性在 19 岁至 23 岁，四肢长骨和脊椎骨均已完成骨化，身高就停止增长了。那么，成年人的身高是固定不变的吗？

研究人员经过测量后发现，成年人的身高在早上和晚上会有2厘米左右的差距，人的身高在早上要比晚上高。

人的身体好比一架机器，机器的支架是用钢铁制成的，而人身体的支架则是骨头。骨头是节节连接着的，不能随便转动，所以在骨头与骨头之间有一种柔软的东西将骨头连接起来，它就是软骨。当人在睡觉时，因是躺着的关系，骨头与骨头之间不是层层相压的，关节间松弛很多。因此，骨骼间的软骨层会吸收更多的体液，软骨层也就变厚了，虽然厚度不会增加太多，但因为从头到脚的关节众多，加在一起后数量就可观了。所以当人们早上起床后，身高会比晚上时高一些。

另外，人的身上有很多有趣的比例存在，举例来说：人的两臂水平伸直的长度约等于这个人的身高，一个人一个手腕周长的2倍约等于颈部的一周，颈部周长的2倍约等于腰围，拳头的一周约等于脚长，而脚部长度的7倍约等于人的身高，等等。

科学放大镜 哪些体育项目有助于青少年长高？

青少年是生长发育的重要时期，选择适合的体育项目并坚持锻炼，有助于身高的生长。锻炼时应选择伸展幅度大、频率较高、节奏感强、持续时间短的练习，如健美操、引体向上、球类运动、游泳、跳跃运动等。尽量避免练那些过于紧张、持续时间长、憋气的耐力性和静力性的练习。

人为什么长得像自己的父母？

人的身体由数十亿个细胞构成，细胞中有个被称为细胞核的组织，它的内部有细长的丝状染色体，遗传因子就排列在染色体上，而人的体内大概有数万个遗传因子，也就是基因。我们之所以长得像自己的父母，正是因为遗传因子的关系。

遗传因子能让我们拥有与别人不同的样子，我们的性别、眼睛、头发的颜色、脸的形状等特征，都是由遗传因子决定的。

能将父母的特征遗传给孩子的遗传因子是“常染色体”，而决定人性别的染色体是“性染色体”。正常人的体内有 22 对常染色体和 1 对性染色体。雄性个体细胞的性染色体对为 XY，雌性则为 XX。

孩子会从父母那里各得到 1/2 的遗传因子，结合成完整的染色体。也正是因为如此，人们才能通过肉眼来分辨出谁是谁的孩子。

可有的时候，基因也会跟人开起玩笑。曾有一对黑人夫妇，产下了一个金发碧眼的白人女婴，而这对夫妇的家族中都没有跟白人结婚的历史，专家经过检查认为，这个白人女婴非常健康，没有得白化病等任何皮肤疾病，女婴的肤色之所以会与其父母的肤色产生如此大的差异，很有可能是基因突变造成的。

科学放大镜 生男生女是怎么回事？

生男生女是有奥秘的，但奥秘并非由命运决定，而是由男女双方决定。男性的染色体组成为22＋XY，女性的染色体组成为22＋XX。胎儿性别由性染色体决定，YX代表男，XX代表女。所以，生男生女决定于男方的精子所携带的性染色体是X还是Y，而与女方的卵子无关。

人的喜怒哀乐也会遗传吗？

人们常说“某某笑起来特别像他的父母”，有的行为学家对这种现象解释为：是孩子有意识地模仿父母的面部表情。但科学家发现，其实人的喜怒哀乐这些面部表情也部分来自遗传，其并非子女模仿父辈的结果。

科学人员找来先天性的盲人进行测试，因为这些盲人是看不到其父母的面部表情的，他们也就不可能模仿父母的面部表情。科学人员挑选了21名来自不同家庭的先天失明的志愿者，而他们的30名家属也一起参与了实验。

科学人员让盲人志愿者回忆令他们感到快乐、悲伤、生气和厌恶的事情。除此之外，科学人员还让志愿者做了其他的实验，在实验中事先设计了一些意外发生的事，以此来观察志愿者们或专注或惊讶的神情。在实验期间，志愿者及其家属们的面部表情都被拍摄下来。

科学人员通过研究发现，盲人志愿者和其家人的喜怒哀乐表情极其相似，特别是在表达消极情绪时，面部表情最相似，而与非亲人的表情则很少相似。

科学放大镜 体型也能遗传吗?

事实上，代谢率低的人容易长胖，这是由于体形遗传因素而决定的。如果父母体形属于容易长胖的类型，孩子就容易偏胖。因此，这样的孩子出生后，喂养上要注意营养平衡，不要吃得过多。如果父母中有一人肥胖，孩子发胖的机会是30%。如果父母双方都肥胖，孩子发胖的机会是50%至60%。